U0243270

口腔肿瘤不可怕

中西医结合疗效佳

100个健康知识问答

毛艳 贺捷 曹振东 主编

上海大学出版社

图书在版编目（CIP）数据

口腔肿瘤不可怕，中西医结合疗效佳：100 个健康知识问答 / 毛艳，贺捷，曹振东主编 . -- 上海：上海大学出版社，2023.12

（健康科普，你我同行）

ISBN 978-7-5671-4888-8

Ⅰ . ①口… Ⅱ . ①毛… ②贺… ③曹… Ⅲ . ①口腔颌面部疾病 – 肿瘤 – 中西医结合疗法 – 问题解答 Ⅳ . ① R739.8-44

中国国家版本馆 CIP 数据核字 (2023) 第 235893 号

责任编辑　　陈　露
书籍设计　　缪炎栩
技术编辑　　金　鑫　钱宇坤

口腔肿瘤不可怕，中西医结合疗效佳
——100 个健康知识问答

毛　艳贺　捷曹振东 主编

出 版 发 行　　上海大学出版社出版发行
地　　　址　　上海市上大路 99 号
邮 政 编 码　　200444
网　　　址　　www.shupress.cn
发 行 热 线　　021-66135109
出 版 人　　戴骏豪

印　　　刷　　上海普顺印刷包装有限公司印刷
经　　　销　　各地新华书店
开　　　本　　890mm×1240mm　1/32
印　　　张　　6
字　　　数　　150 千
版　　　次　　2024 年 1 月第 1 版
印　　　次　　2024 年 1 月第 1 次
书　　　号　　ISBN 978-7-5671-4888-8/R·47
定　　　价　　50.00 元

编委会

序

　　我的学生上海交通大学医学院附属第九人民医院口腔颌面－头颈肿瘤科贺捷医生、我的忘年之交中医科曹振东医生和护理部毛艳护士长牵头主编，集九院口腔、中医和护理学科的诸多同道之长期临床经验和心血编写了一本关于口腔颌面肿瘤 100 个健康知识问答的科普书，即将出版，邀我作序，我欣然应允。

　　当前，医药卫生事业已步入"大健康"时代，这群富有责任感和担当精神的医护工作者能够静下心来将临床工作中的心得总结出来，秉承预防为主、科普先行的理念，坚持中西医结合治疗的方向，时刻铭记"守正创新"的原则，充分发挥祖国医学在疾病防治中的关键作用，很是难能可贵。

　　治病救人乃一项庞大的系统工程。医生医术之高超和护士护理之精良固然起到了活人生死之决定性的作用，但患者对于疾病的认知、治疗的配合、康复的依从、预防的落实以及心理的调摄等等更是重要，这是让历经疾病折磨的病人重获新生、重拾信心的一条重要途径。书稿我已先睹为快，深受启发的同时，欣慰之意油然而生。近十多年来，医疗模式已悄然改变，这本科普著作正是将医疗、护理的聚焦点从唯疾病转向到具体的人，能做到这一点，我的这些后辈同道是要有点执着精神、仁爱之心和悲悯之情的。

很多民众初次听到口腔癌时都会很好奇：难道口腔里也会长癌吗？很难想象。实际上，口腔癌同肺癌、肝癌、乳腺癌一样，属于最常见的十大癌症之一，对人们生命健康的威胁很大，只是我们少有耳闻，所以很多人对它知之甚少，这更表明科普宣传之路还很漫长。为了真正让医护工作深入人心，拉近医患之间的距离，科普是不可或缺的途径。编者从患者的角度出发，围绕口腔颌面肿瘤这一疾病提出了 100 个临床中患者常会产生的疑问，并一一进行了解答。正因为口腔颌面部不仅关乎个人形象，还参与语言，咀嚼，吞咽、呼吸等重要功能；一旦罹患口腔癌，手术治疗后可能导致患者术后畸形和功能障碍，将严重影响患者的身心健康。因此，针对口腔癌的各种危害性进行科普教育是件有意义的工作。

此书内容通俗易懂，既可以满足大众群体对口腔颌面肿瘤的知识及疾病预防的普及又花了比较大的篇幅来指导肿瘤患者及家庭主要照护者在围术期重点环节的护理及康复。中医药的简、便治疗优势值得发扬，九院中医团队继承海派中医诸多流派，包括颜氏内科、蔡氏妇科、顾氏外科、石氏伤科等，切实运用传统中医方法来诊疗各类疾病，在处理疑难病症方面有着独到的见解。用科普的方式讲好老祖宗留下的"故事"，也成为书中一大亮点。俗话说：三分治疗、七分护理。在多年临床工作中，我对护理工作的重要性也非常认可的，护理团队在科普工作中要持之以恒地发挥作用，做强新时代的新护理模式。

很高兴，我们的医护团队能紧密融合起来，共同编写了这样一本切切实实有利于指导患者康复的科普书籍。愿各位读者朋友能关注口腔健康，一生笑容绽放！

中国工程院院士

中国医学科学院学部委员 上海交通大学荣誉讲席教授

2023 年 10 月于沪

CONTENT

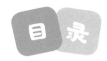

口腔卫生篇

营养管理篇

管饲护理篇

气切护理篇

功能康复篇

基础知识篇

1

1 哪些肿瘤属于口腔颌面部肿瘤的范畴？

我来解答

　　国际抗癌联盟（UICC）将头颈部癌瘤分为七大解剖部位，即：唇、口腔（颊、牙龈、舌、软腭、硬腭及颌骨等）、上颌窦、咽（鼻咽、口咽、喉咽）、唾液腺（腮腺、颌下腺、舌下腺及小唾液腺）、喉和甲状腺，通常将发生在前五大解剖部位的肿瘤归于口腔颌面肿瘤的范畴（不包括鼻咽和喉咽）。

2 口腔颌面肿瘤中，哪些属于良性肿瘤，哪些属于恶性肿瘤？

我来解答

　　良性肿瘤：①牙源性的肿瘤（牙瘤、牙骨质瘤、牙源性角化囊性瘤、成釉细胞瘤、牙源性黏液瘤、牙源性钙化上皮瘤、牙源性纤维瘤等）；②血管瘤及脉管畸形（微静脉畸形、

静脉畸形、动静脉畸形、淋巴管畸形、混合畸形等）；③神经源性肿瘤（神经鞘瘤、神经纤维瘤等）；④骨源性肿瘤（骨化纤维瘤、骨巨细胞瘤、骨纤维结构不良等）；⑤涎腺良性肿瘤（多形性腺瘤、沃辛瘤、基底细胞腺瘤、肌上皮瘤等、嗜酸性腺瘤、导管乳头状瘤等）；⑥其他肿瘤：色素痣、牙龈瘤、乳头状瘤、嗜酸性淋巴肉芽肿等。

恶性肿瘤：①上皮来源恶性肿瘤：舌癌、牙龈癌、颊癌、唇癌、上颌窦癌、口咽癌、牙源性癌等；②间叶来源恶性肿瘤：软组织肉瘤、骨源性肉瘤、纤维肉瘤、血管肉瘤、恶性纤维组织细胞瘤等；③涎腺恶性肿瘤（黏液表皮样癌、腺样囊性癌、腺泡细胞癌、上皮－肌上皮癌、基底细胞腺癌等）；④其他肿瘤：恶性淋巴瘤、恶性黑色素瘤、口腔转移性肿瘤等。

3 什么是气管切开术？口腔颌面肿瘤手术中，哪些情况需要做气管切开术？

我来解答

气管切开术（简称气切）是一种急救手术，用以解除呼吸困难。随着头颈外科迅速发展，近几十年来其应用范围有了较大的扩展。因为头颈癌手术有呼吸道阻塞的危险，尤其是口腔颌面部恶性肿瘤，如舌根部恶性肿瘤行舌颌颈联合根治术，呼吸道梗塞的危险性更大。为了避免或者预防术后呼吸道阻塞，常需配合气管切开术，保持呼吸道通畅。

口腔颌面肿瘤手术中，以下情况需要做气管切开术：

（1）手术范围涉及口底、口咽、舌等，同期行皮瓣修复，术后有潜在呼吸道阻塞风险的手术，如口咽部恶性肿瘤扩大切除、口底癌扩大切除术、舌根部恶性肿瘤扩大切除术、舌癌扩大切除术，术后即刻皮瓣修补术者，或舌根部血管瘤术后易大出血者。

（2）双侧下颌骨体部切除，不适合即刻植骨，无良好支撑物，易引起舌后坠者。

（3）颏部恶性肿瘤扩大切除，不适合即刻植骨，无良好支撑物，易引起舌后坠者。

（4）上颈部的巨大肿瘤可做预防性气切。

（5）颅颌手术，术后可能需要辅助上呼吸机的。

（6）巨大的咽旁肿物，腭部肿瘤，使喉头气管挤压移位者，插管风险较大，可术前气切后全麻。

4 影像学检查的作用是什么，能否直接判断口腔颌面肿瘤的良、恶性？

我来解答

影像学检查主要包括 X 线检查、CT 检查、超声检查、磁共振检查以及放射性核素显像检查（比如 PET-CT）等。

（1）X 线检查：X 线摄片以全景片和牙片为主，主要用以了解骨组织肿瘤的性质及其侵犯范围。根据病变部位，确定为颌骨原发的肿瘤抑或由于邻近组织肿瘤的侵蚀。

（2）CT 检查：计算机断层扫描（computed tomography，CT）除具有图像清晰、层面连续，便于判断新病损的部位、范围、破坏性质等外，还可借助注射造影剂，拍摄增强片以显现某些软组织结构（肌、血管等）所出现的不同密度的变化，可以从三维角度判断病变累及范围、大小和性质，对临床诊断和疾病治疗有重要参考价值。

（3）MRI：磁共振成像（magnetic resonance image，MRI）对软组织或血管的病变显示特别好；能充分显示病变的全貌及立体定位。与 CT 比较，不用造影剂增强即能显示肌、血管以及肿瘤的浸润范围，以及无电离辐射等。

（4）UT 检查：超声体层（ultrasonic tomography，UT）检查对口腔颌面部囊性肿瘤和软组织肿瘤，如原发于腮腺、下颌下腺颈部的肿瘤的诊断有帮助。它能较准确地提示有无肿块存在及其大小。此外，由其像图的周界清晰度和肿瘤内光点分布的均匀与否，尚可提供判断肿块属良性抑或恶性的证据。

（5）放射性核素显像检查：由于肿瘤细胞与正常细胞在代谢上有区别，核素的分布就不同。给患者服用或注射放射性核素后，可应用扫描或计数以测定放射性物质的分布情况来进行诊断及鉴别诊断，常用于排查恶性肿瘤转移及播散情况。

上述影像学检查在临床上都只能给予提示，辅助临床诊断，无法直接确诊肿瘤的良恶性，目前组织病理学检查仍然是诊断肿瘤性质和病理类型的金标准。

什么样的人群比较容易得口腔癌？

我来解答

（1）不良嗜好：长期吸烟的人、过度饮酒、咀嚼槟榔等；

（2）有相关家族遗传病史；

（3）职业因素（阳光辐射、户外工作等）；

（4）病毒感染（EB病毒、HPV16）；

（5）牙体及修复因素：口腔卫生状况差、残根残冠、不良修复体；

（6）黏膜病患者：白斑、扁平苔藓、红斑、口腔黏膜下纤维性变等；

（7）其他：饮食与营养状况不佳；长期应用免疫抑制剂的患者（如做过器官移植应用免疫抑制剂的患者）。

6 导致口腔癌的危险因素有哪些?

口腔癌的发生与环境因素、宿主因素以及环境因素与遗传易感性因素的相互作用等综合因素有关。

长期慢性不良刺激是口腔癌发生的主要原因,其中包括:

(1)物理因素:如残根、残冠,不良修复体反复刺激口腔黏膜。

(2)化学因素:如吸烟、饮酒、咀嚼槟榔等。

(3)生物因素:病毒感染(EB病毒、HPV16)、真菌感染(白色念珠菌)。

(4)家族及遗传易感性。

(5)职业因素:如阳光辐射、户外工作等。

(6)免疫抑制因素:长期使用免疫抑制剂、抵抗力低下等。

(7)未经控制的口腔黏膜病:白斑、扁平苔藓、红斑、口腔黏膜下纤维性变等。

(8)其他:不良饮食习惯、营养状况不佳、口腔卫生状况差、体重指数高、缺少运动等。

7 大众如何预防口腔癌？

我来解答

口腔癌的预防措施主要针对吸烟、酗酒、嚼槟榔这三大风险因素。

（1）戒烟限酒，拒绝咀嚼槟榔：烟草中含有 3800 多种化学物质，其中已证实对人类起致癌作用的达 30 多种，此外有吸烟方式、数量、年龄等因素。国内外学者均认为吸烟与口腔白斑病之间有密切关系，香烟制品种类对口腔白斑病发病率的影响由高到低排列：吸旱烟 > 吸纸烟 > 吸水烟。烟草对黏膜白斑的致病性主要也是由于其中存在的有害物质，大大增加了癌症风险，包括口腔癌和身体其他部位的癌症。乙醇也是口腔白斑病的独立危险因素，与饮酒的种类和饮酒方式无关。美国疾病控制和预防中心（CDC）定义重度饮酒为：平均每天男性两杯或以上，女性一杯或以上。另外，嚼槟榔也会大大增加患口腔癌的风险；若吸烟、酗酒和嚼槟榔同时存在，则患口腔癌的风险明显增加；

（2）合理膳食：国际癌症研究中心（IARC）已证实大量进食果蔬，可降低口腔癌发病率 30%，原因在于果蔬中含有膳食纤维、维生素 A、C、E 以及其他致癌物质的阻断剂和抑制剂，能够抑制肿瘤的发生。

（3）消除局部刺激因素：咬唇习惯、咬颊习惯、牙齿错位、残根残冠、牙结石、牙齿不均匀磨损后形成的锐尖利缘、不良修复体等都会造成局部的刺激，可能刺伤口腔黏膜，必须尽早去除，避免产生不良刺激，减少病毒和细菌的感染概率。

（4）养成良好口腔卫生习惯：在餐后及睡前用含氟牙膏进行牙齿、牙龈和舌头的清洁；每天坚持用牙线或牙隙刷清洁牙齿，避开出血和疼痛部位；定期进行牙周健康检查，定期洁牙；经常喝水，保持口腔湿润，并使用无糖口香糖和无糖硬糖。

（5）职业防护和环境保护：由于光线中的 α、β、γ射线作用于人体易感细胞，农民、渔民及户外工作者更易得唇癌，应注意紫外线防护，戴遮光帽或口罩。随着工业的不断发展伴随着大气污染的日益加重，煤烟、化工、纺织行业中均有潜在疾病刺激因素，应注意做好环境保护工作。

（6）及时治疗各种口腔癌前病变：口腔白斑病、口腔红斑病、口腔黏膜下纤维性变、光化性唇炎、口腔扁平苔藓等疾病均可发生癌前病变，应该注意鉴别以及尽早做出诊断，及时治疗。

8 喜欢吃辣的或者烫的食物会引起口腔癌吗？

我来解答

目前研究发现，吃辣和口腔癌没有明显相关性，吃辣地区口腔癌发病率并没有高于平均值，但是过烫的食物有可能会引起口腔癌。人最适宜的进食温度在 10 ~ 40℃左右，口腔一般耐受的温度最高为 50 ~ 60℃。当感到很烫时，温度多在 70℃左右。经常吃烫食的人，娇嫩的口腔、食管黏膜会有轻度灼伤，灼伤的黏膜表层会及时脱落、更新，细胞会迅速增生、更新、补充。在这种情况下，一旦细胞的增生速度异常加快或在不良刺激下发生变异，则可能发生癌变。有研究发现，烟、酒、慢性摩擦及喜吃烫食物等是口腔白斑发生癌变的因素之一。而白斑转化为癌，同样与局部是否继续受到物理化学刺激密切相关。许多研究资料都表明，一些地区的食管癌、贲门癌、口腔癌高发可能与烫食有关。从这个意义上来说，某些黏膜上皮的癌症有可能是"烫"出来的。

9 如何早期识别口腔癌？

我来解答

（1）口腔颌面部出现不明原因的肿块，尤其是近期生长加速应提高警惕。恶性肿瘤一般生长较快，呈浸润性生长，常侵犯破坏周围组织，界限不清，活动受限；而良性肿瘤则生长较慢，常呈膨胀性生长，有包膜，不侵犯周围组织，界限较清，可移动。

（2）口腔内经久不愈的溃疡应注意与创伤性溃疡、阿弗他溃疡鉴别。创伤性溃疡常见局部刺激因素，消除后溃疡好转；阿弗他溃疡特点为"红、黄、凹、痛"，常覆盖黄白假膜，质软，一般2周内自愈；而恶性肿瘤溃疡面呈菜花状或火山口状，质硬，不能自愈。

（3）口腔癌常有伴发症状如出血、麻木、张口受限、身体不明原因消瘦等。

（4）与牙周、炎症状况不相符合的牙齿松动应注意鉴别颌骨恶性肿瘤。

（5）口腔内存在红斑、白斑、黏膜下纤维化病变等癌前病损或癌前状态的病人应密切关注口腔癌的发生；有咀嚼槟榔史、吸烟饮酒史的病人患癌风险也更高。

10 口腔溃疡会癌变吗？口腔溃疡什么情况下需要及时就诊？

我来解答

口腔溃疡是口腔疾病中最常见的病症，几乎每个人都有过口腔溃疡的经历，而口腔癌也常以口腔溃疡的形式表现，口腔溃疡也会癌变吗？

（1）复发性阿弗他溃疡：最常见的口腔溃疡形式，溃疡一般2～4毫米，圆形或椭圆形，边界清楚，孤立散在，可以同时多发在不同的口腔部位，有典型的"红、黄、凹、痛"的特征，即溃疡边缘充血发红，溃疡表面有黄色假膜，溃疡中心凹陷，灼痛感明显。整个发作期往往持续1～2周，具有不治而愈的特性，愈合后不留瘢痕，这类溃疡一般不发生癌变。

（2）创伤性溃疡：口腔局部明确的创伤刺激导致的溃疡，最常见原因的是牙齿残根、残冠和设计不良的假牙导致的，具有溃疡部位和刺激物相对应的特点，去除刺激物溃疡能很快好转。此类溃疡一定要引起重视，虽然该溃疡属于良性溃疡，但如果不及时去除刺激物，长期反复刺激是有可能转化为口腔癌的。所以牙齿的残根残冠要及时处理，缺失牙要去正规的医院修复，发现了不良刺激物引起的口腔溃疡一定要尽早去除刺激物，并密切观察溃疡有无好转。

（3）癌性溃疡：即口腔癌以溃疡的形式表现，此类溃疡在早期发现时往往"不痛"，溃疡的基底部较硬，溃疡无愈合倾向，并逐渐增大，有时候溃疡表面似菜花样增生，并可引起同侧颈部淋巴结肿大固定。正因为此类溃疡早期可能疼痛症状不明显，往往不能引起足够的重视，等疼痛明显或颈部淋巴结肿大转移时再来就医常常错过了最佳的治疗时期。

对于一般大众来讲,没有分辨口腔溃疡类型的专业知识,那什么样的口腔溃疡必须去看医生? 总结如下:①同一溃疡持续超过 3 周无愈合倾向;②溃疡摸上去质地硬,呈肿块状; ③溃疡同侧颈部出现淋巴结肿大和固定;④创伤性溃疡去除刺激物后两周仍无好转。有上述任何一条情况出现建议及时就医,以排除癌性溃疡。

 口腔癌是不治之症吗,如何提高生存率?

很多人认为得了癌症就是等于死亡。世界卫生组织认为,超过 1/3 的癌症可以控制甚至治愈。口腔癌并非不治之症,研究表明,早期口腔癌的 5 年生存率超过 80%。因此,早发现、早治疗是口腔癌治愈的关键,也是决定口腔癌患者生存率的重要因素。

 口腔癌常用治疗手段有哪些?

我来解答

(1)手术治疗:是目前治疗口腔颌面部肿瘤最主要有效的方法,早期口腔癌主张扩大切除原发灶 + 颈淋巴结清扫术。颈淋巴结清扫术（简称颈清）分为选择性颈清和治疗性颈清。一般口腔癌淋巴结转移率可高达 50%，即使临床上未发现颈淋巴结转移，对于原发灶已达 T2 以上的病例，应同期行选择性淋巴结清扫术。但腭癌和上颌牙龈癌，一般不做同期选择性颈清，应加强术后随访，一旦发现临床转移征象应立即行治疗性颈清。

（2）放射治疗：适用于鼻咽癌、淋巴上皮癌、腺样囊性癌、鳞癌等，基底细胞癌和恶性黑色素瘤对放射治疗不敏感。

（3）化学药物治疗：包括单纯化疗、术前辅助化疗、术后化疗、放化疗。

（4）生物治疗：包括靶向治疗和免疫治疗。

（5）低温治疗：常作为口腔黏膜恶性黑色素瘤原发病灶的首选治疗方法。

（6）激光治疗：主要适应证为白斑、基底细胞癌等。

（7）高温治疗：全身热疗适用于全身性病变、多发性转移灶和亚临床病灶，以及骨髓瘤、恶性淋巴瘤等；局部热疗配合放化疗。

（8）营养治疗：补充营养仅作为辅助疗法，可以延长患者生存期。

13 口腔癌术后，患者常见功能损伤有哪些？

我来解答

（1）颈部淋巴结清扫术（以下简称颈清术）后乳糜漏/淋巴瘘：临床表现为术后颈部肿胀、引流量增多且为乳白色，也可为无色清亮或淡黄色。

（2）颈清术副神经损伤：副神经主要支配斜方肌运动，被损伤后可导致斜方肌瘫痪、萎缩，向对侧转头无力，患侧肩下垂，不能耸肩，肩胛骨位置偏斜。因肩胛骨移位，使臂丛神经受到慢性牵拉，致患侧上肢上举和外展受限制。双侧副神经受损时，患者头颈后仰及前屈无力。

（3）颈清术颈丛及分支损伤：颈丛的分支有浅支和深支，主要的浅支有枕小神经、耳大神经、颈横神经和锁骨上神经。如果术中损伤，可导致局部皮肤感觉障碍和慢性疼痛。

（4）舌下神经损伤：患侧舌肌瘫痪，伸舌时舌尖偏向患侧。

（5）面神经损伤：面神经分为颞支、颧支、颊支、下颌缘支、颈支。腮腺手术或颌面部肿瘤手术时损伤面神经，会出现单侧面瘫：额纹消失、不能蹙眉，患侧口角下垂，健侧口角向上歪斜，不能紧密闭口，发生饮水漏水，以及鼓腮、吹气等功能障碍；上下眼睑不能闭合，睑裂扩大，闭合不全，露出结膜。

（6）腮腺术后可能出现涎瘘、味觉性出汗综合征等。

（7）霍纳综合征：颈清术中损伤颈部交感神经，术后出现患侧眼球轻微下陷、瞳孔缩小、上睑下垂、同侧面部少汗等。

（8）其他常见损伤：舌体活动障碍、语音障碍、张口受限、吞咽障碍、咀嚼困难、咬合紊乱、面颈部疤痕等。

14 什么是皮瓣修复手术，它的优缺点是什么？

我来解答

皮瓣是由皮肤的全厚层及皮下组织所构成，它拥有与机体皮肤相连的蒂，或行血管吻合，血液循环重建后供给皮瓣的血供和营养，才能保证移植皮瓣的成活。前者称为带蒂皮瓣移植，后者称为游离皮瓣移植。临床上常利用皮瓣移植来修复口腔颌面部后天的畸形和缺损。

优点：修复面积大，可用于覆盖创面、充填缺损；可与显微外科技术联合用于远处转移；血运丰富易成活。

缺点：术后受区有时外观较臃肿；供区常存在凹陷畸形或肌肉功能减弱。

15 腮腺肿瘤手术都会引起面神经瘫痪吗？面瘫多久能恢复？

我来解答

不一定。

首先，如果腮腺肿瘤与面神经走形区域有一定距离，术中减少面神经解剖的前提下，术后不会出现面瘫症状；如果腮腺肿瘤与面神经关系密切，术中需解剖面神经，面神经会受到一定程度的牵拉损伤，术后可能会出现不同程度面神经损伤症状，这与患者对神经损伤的敏感程度有关，通过服用营养神经药物，大部分患者可逐渐自行恢复。若肿瘤包绕面神经或恶性肿瘤侵犯神经，需要切除面神经时，术后面瘫症状不可恢复，后期进行神经重建后可部分恢复。

如果面神经没有切断，大多数面瘫在起病 3 ~ 6 月内症状可大部分恢复。

16 口腔癌术后，什么情况下需要做放疗？

我来解答

口腔癌术后需要根据患者的临床分期、手术切除情况和术后病理化验情况选择放疗。通常在口腔癌早期患者不需要做放疗；对于中晚期患者，手术切除不彻底或切缘阳性、淋巴结转移阳性时要做放疗，降低复发率。

放疗是用高能射线破坏肿瘤细胞 DNA 来根治肿瘤，所以可以保存正常组织和器官的外形和功能。与手术相比，放疗的优势是更安全，它没有麻醉及手术风险，没有伤口也不切除组织，病人会有较好的愈后生存质量。放疗的另一个优势是放射野可以足够大，能对瘤外组织的散在肿瘤细胞（称为亚临床灶）进行杀灭，这些散在的肿瘤细胞目前还不能由 CT、MRI 和 PET 显示，术中肉眼也无法辨别。因此，术后放疗也可起到明显降低复发率或推迟复发时间的效果。

根据 2022 版《中国临床肿瘤学会（CSCO）头颈部肿瘤诊疗指南》，如果有不良预后因素（如手术切缘阳性、神经受侵、脉管内癌栓、术中检出转移性淋巴结且有包膜外侵）需要术后辅助放疗或同步放化疗。如果术中只检出 1 枚转移性淋巴结，且无包膜外侵，也可根据具体情况行术后放疗。如由于身体原因不能手术或不愿意手术的患者可以选择根治性放疗，以根治性剂量照射原发肿瘤，同时对颈淋巴引流区行预防性剂量照射。放疗结束后如仍有残存肿瘤，则行挽救性切除术。

中晚期口腔癌（T1–2N1–3/T3–4 任何 N），即肿瘤有淋巴结转移或者肿瘤最大径 > 4 厘米，可选择手术切除原发肿瘤，同时行单侧或双侧选择性颈淋巴结清扫术，通常需要联合术后放疗或放化疗。

17 口腔肿瘤治疗新技术有哪些?

 我来解答

（1）免疫治疗：免疫治疗是近年来新兴的一种治疗手段，以 PD-1/PD-L1 抑制剂等免疫检查点抑制剂（ICI）为代表，主要是通过激活患者自身的免疫系统，对肿瘤细胞进行杀伤。免疫治疗的特点是起效慢（3 个月左右），但疗效持久，一旦起效，可长期维持。免疫治疗对局部晚期不可切除以及有远处转移的患者，有明确的治疗效果。它能明显减轻患者的症状，延长患者的生存时间。

（2）靶向治疗：靶向治疗是在细胞分子水平上，针对已经明确的致癌位点来设计相应的治疗药物，药物进入体内会特异地选择致癌位点结合，使肿瘤细胞特异性死亡，而不会波及肿瘤周围的正常组织细胞。与传统细胞毒化疗不同，肿瘤分子靶向治疗具有特异性抗肿瘤作用，且毒性明显减少，开创了肿瘤化疗的新领域。由于颌面部恶性肿瘤尚无相对特异的靶点，目前应用比较多的是靶向 EGFR 的相关药物。

（3）细胞治疗：细胞治疗是将自体（异体）成体（干）细胞取出，经培养 3 ~ 5 周后再移植（注射）到自体的病患部位，达到替代受损细胞修复的目的。细胞治疗有长期的效果，细胞能释放自身的愈合和再生能力治疗疾病（如治疗肿瘤、促进器官的再修复）。细胞治疗应用于肿瘤领域，如

CAR-T 细胞疗法，这种新的细胞免疫治疗模式通过提取患者体内 T 淋巴细胞，经过体外 10 ～ 14 天的培养改造，通过载体整合进入到正常 T 细胞基因序列，形成嵌合抗原受体 T 细胞（CAR-T）。被重新编码的 T 细胞就能获得特异性识别和攻击杀伤肿瘤细胞的能力，由于是诱导、激活自体细胞，因此细胞治疗没有通常放、化疗的毒副反应，也没有传统治疗中出现的耐药性。

18 基因检测的作用和意义？

癌症患者进行基因检测目的是辅助诊断疾病、指导用药、判断预后。主要作用如下：

（1）辅助诊断疾病：临床中部分癌症与遗传因素有关，可以通过基因检测协助诊断癌症。

（2）指导用药：通常是寻找能够采用靶向治疗的明确治疗靶点，继而指导用药，能够具有一定治疗效果，生存期也能够获得相应延长。

（3）判断预后：可通过基因检测判断预后，如口腔癌患者有 P53 基因突变时，常提示预后不良。

通过合理的基因检测，能够协助诊断癌症，有针对性地进行抗癌治疗，从而获得更好的治疗疗效。

19 口腔癌术后，是否可以生育？是否会遗传给下一代？

我来解答

　　口腔癌术后是可以生育的，口腔癌症不会直接遗传，但是易感基因是会遗传的。研究表明口腔癌症可有家族史，家族史就是指口腔癌症的患者家族成员中发病的情况，家族成员为较大范围的家族成员，不仅限于直系亲属。

　　现在的研究结果表明，口腔癌症的遗传规律比较特殊，绝大多数癌症遗传规律以一种易感性的方式表达出来，我们就称之为易感基因。口腔癌症遗传的并不是癌症本身，而是这种易感基因，携带有这种基因的患者，在同等条件的作用下，患癌的可能性要高。

20 口腔癌会传染给家人吗？

我来解答

　　口腔癌发生的原因主要有全身因素和局部因素。

　　全身因素为家族的遗传背景，如家族中有成员携带口腔癌的易感基因，则后代患有口腔癌的概率会变高，与遗传有关，但不会传染。局部因素主要是口腔中有不良修复体或残根残冠导致口腔黏膜破损经久不愈，或者吸烟饮酒咀嚼槟榔等局部不良刺激因素。由此可见，口腔癌不会传染家人。

21 口腔颌面部手术后多久可以拆线，有什么方法可以减轻伤口疤痕？

 我来解答

位于口内的缝线，应在 7 ~ 10 天拆除，对于不合作的儿童患者，口内使用可吸收缝线，后期不必拆除，任其自行脱落；面部的清洁创口可在术后 5 天开始拆线，颈部缝线可在术后 7 天左右拆除，光刀手术的创口，拆线时间应推迟至术后 14 天。

减轻伤口疤痕需注意：在手术过程当中，缝合时要严格遵守无菌操作原则，采用精细美容缝合技术逐层缝合，缝合皮下组织时，将两侧裂开的伤口组织按照解剖结构逐层对合到一起，做完分级减张缝合之后，使用小针细线再做一次皮肤缝合，避免遗留针眼痕迹和缝线反应，最后保持表皮轻微外翻可减少疤痕。如果是感染性的伤口，需要抗感染治疗，因为感染会加重疤痕的生成。术后两三个月左右都为恢复期，拆线愈合后可购买外用抗疤痕的药膏，也可以使用一些局部减张的产品，比如皮肤减张器，减张胶布等，从而减少伤口张力，达到减少瘢痕的目的。伤口愈合之后还要注意防晒，注意以上这几点方式就可以最大限度减轻伤口的疤痕。

此外，对于疤痕体质的患者，还可以通过术后伤口局部放疗和激光治疗减少疤痕形成。

22 目前临床上有口腔癌的标记物检测吗？能否通过验血发现口腔癌？

我来解答

肿瘤标志物是肿瘤细胞产生和分泌的糖类抗原、酶、糖蛋白、癌胚抗原等成分，这些成分可以分泌到血液中而被检测到，在一定程度上能够反映体内是否有肿瘤的存在。如果考虑是由恶性肿瘤所引起的肿瘤标志物升高，需要进行相关影像学检查，进一步发现或者排除病变。但是肿瘤标志物特异性并不是很强，不能根据肿瘤标志物增高确诊恶性肿瘤，也不能因为肿瘤标志物指标完全正常排除恶性肿瘤。

目前临床上还没有通过验血发现口腔癌的方式，口腔癌的发现主要通过口腔检查、触诊、活检或者影像学检查来发现，病理学检测是口腔癌诊断的金标准。但是近年来科研人员研究发现，血清中多种生化标志物的改变可发生在癌变早期，如血清 β2 微球蛋白、细胞角蛋白 19 片段抗原（CYFRA21-1）在口腔癌患者中普遍比正常人群较高，但目前文献所报道的血清潜在生化标志物都是非特异性的，需要排除其他疾病的影响。

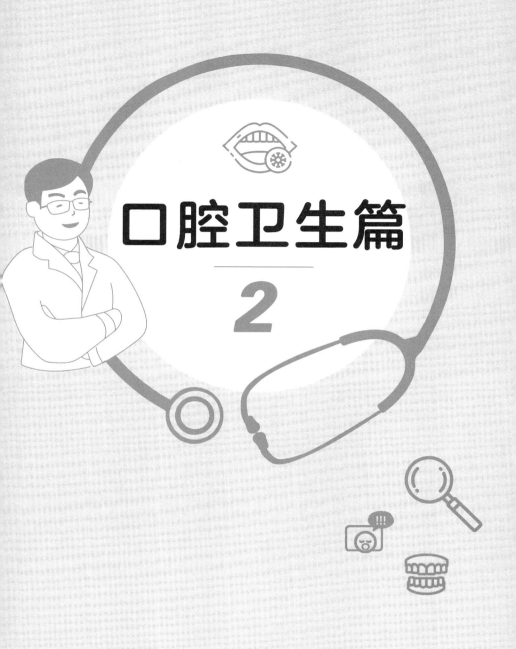

口腔卫生篇

2

23 健康人的口腔也有细菌吗?

很多人会觉得，坚持每天早晚刷牙、偶尔嚼粒口香糖，绝对是口气清新，自信满满。可能只有那些煎饼卷大葱的爱好者，才会蒜香四溢；或者，好烟爱酒的人们，才会流露出淡淡的烟草味。只要落实口腔的打扫工作，我们的口腔怎么可能还有细菌呢？目前科研发现，新生儿出生几小时后，微生物就开始定植于口腔。随着年龄的不断增长而变化，并受到多种外界因素的影响。其实，作为我们人体食物加工厂前端车间的口腔来说，有很多细菌可以隐匿的角落。除了细菌，口腔内还有上百种真菌和病毒。由于个体差异，平均每个人口腔细菌大约也有 300 多种。那这些细菌到底落户在哪里呢？大量细菌扎堆，留在牙齿上，就形成了牙菌斑。牙菌斑对我们的牙齿和牙龈都有伤害作用，而且还会影响美观。临床上常见的蛀牙，牙周炎就是牙菌斑干的坏事。听上去，是不是觉得很可怕。其实，大家也不必担心。虽然细菌数目和种类惊人，但是，也有很多都是有益菌。当然口腔卫生必须引起我们的重视，所以日常刷牙和使用牙线清理是很有必要的。在这里，我们还要特别提醒您，刷牙时，勿忘刷一下舌苔表面。因为，舌苔是由脱落的角化上皮、唾液、细菌、食物残渣等组成。舌苔上聚集的微生物可能也是引起口臭的原因之一。了解了我们人类口腔内的亲密伙伴—细菌，让我们更好地呵护口腔、笑容绽放。

24 漱口水的分类有哪些？我们该如何选择呢？

我来解答

随着人群对口腔健康的重视，超市、药房均能看到各类标注为漱口水的溶液。那么，在琳琅满目的商品中，我们该如何选择呢？首先，简单地说，漱口水分为两大类，保健型漱口水及药用型漱口水。

保健型漱口水就是大家经常在超市内可以看到的蓝色的、绿色的、粉色的等颜色都比较清新靓丽的漱口水，主要成分是一些口腔清新剂，有些含有微量的酒精成分，所以初次使用的时候，很多人会觉得"辣嘴巴"。保健型漱口水主要用于去除口臭和防止牙菌斑的生成，作为日常保健使用。

药用型漱口水，主要有消炎、抗菌、促进黏膜愈合的作用。这类漱口水，多半是医生在治疗时给患者开启的。比如拔牙或者口腔手术后，医嘱会开启含氯，含碘的漱口液。根据医嘱每日使用 3 ~ 5 次，防止伤口感染。放疗后，口腔溃疡严重的患者，医生可能会开启含局部麻醉作用的漱口水，帮助患者在进食时，减少食物对黏膜摩擦造成的疼痛。但是，这类漱口水，一般不建议长期使用。一旦口腔问题解决后，即可停止使用。因为长期使用这类漱口水，反而会让我们本来平衡的口腔菌群失调，产生抗药性。而且有些药物会有色素沉着在舌苔，造成味觉改变及食欲下降。

这里，我们给大家推荐几款可以简单自制的漱口水：温淡盐水漱口液，盐水有很好的杀菌作用，制作简单，人人适用。茶叶水漱口液：茶叶中含有氟化物，可以增强牙齿的抗酸能力。且茶叶属于碱性，可以中和口腔弱酸环境，抑制某些细菌，预防龋齿。

25 认真使用牙签、牙线、冲牙器，真的可以替代洗牙吗？

随着口腔保健知识的普及，很多人对口腔卫生开始重视，特别是白领阶层及年轻的父母。超市、便利店，甚至一些高端的饭店，也从售卖和提供牙签变成了包装精致的牙线。

那么，我们首先来说一说牙签和牙线的区别。很多 60后、70 后肯定还记得电影《英雄本色》中的小马哥穿风衣、戴墨镜、叼牙签的经典形象。从此，大街小巷认识了牙签，也开启了一段叼牙签的时髦风尚。饭后一根签，赛过活神仙。其实，牙签的使用不仅不利于口腔健康，使用不当，可能还会存在潜在危害。因为牙签比较尖锐，有些渠道的牙签可能存在消毒不合格的风险。使用牙签时，一不小心，很容易戳到牙龈，导致牙龈出血。当牙签插入牙缝时，由于外力作用，可能会使牙齿发生轻微移动，久而久之，使牙缝增宽，这样一来，变大的牙缝更容易嵌顿食物残渣，导致恶性循环。

相比牙签，牙线是一种比较理想的清洁工具。牙线通常用尼龙、涤纶或丝线制成，线体表面可能涂有润滑作用的医用蜡、口感舒适的芳香剂或防止蛀牙的氟化物。牙线使用方便，可以深入牙刷不能到达的牙缝，可以剔除牙根周围的软垢及食物残渣，甚至去除牙齿相邻面上的牙菌斑，有效保持牙齿相邻面的清洁。同时，牙线不会刮伤牙釉质和牙龈组织，方便又好用。

再来说说冲牙器吧。年轻人开始重视口腔颜值，"牙箍"青年越来越多，在市场驱动下，冲牙器的品牌挤进口腔清洁工具的赛道。冲牙器的主要原理就是利用高速水流冲洗牙齿间的沟沟壑壑。但是，一分价格一分货，储水箱的大小、噪声、动力等因素都会影响冲牙器的质量。所以，选择一台优质的冲牙器才是关键。

即便牙线、冲牙器都发挥了巨大作用，但是以上这些清洁方式，均不能替代洗牙。牙齿洁治术通俗地称为洗牙。一般利用超声波洁牙机或喷砂洁牙机的高频振动原理，主要作用可以清除牙齿表面的污垢、牙菌斑、色渍、牙结石，除了使牙齿表面光洁，恢复自然光泽，更能有效预防牙周疾病，促进口腔健康。洗牙过程或洗牙后，部分患者可能出现牙龈出血或牙齿松动、牙缝变大等，均属于正常现象，无须担忧。洗牙是一种成本较低且安全有效的口腔保健方式，一般建议每年进行 1 ~ 2 次牙齿洁治，来保护我们的口腔健康。

26 口腔内手术后，到底该不该漱口、刷牙？

我来解答

很多患者可能都会有拔牙的经历，拔牙后，医生都会反复叮嘱：不要漱口。所以，临床上，我们发现很多口腔内做了手术的患者，且无论创伤大小，都会以拒绝漱口、刷牙的形式，给口腔坐个"月子"。一概而论肯定会出错。口腔手术后，明智之举显然是根据手术创伤的大小来选择不同的清洁方式和刷牙时机。

比如拔牙后，在第一个 24 小时，一般禁止漱口。因为拔牙后，会出现一个拔牙窝，拔牙窝就像一个小盏，半小时后存满了拔牙窝里溢出的血凝块。不能小看了血凝块的作用，它们在拔牙后的 24 小时内会拼命努力机化，变得坚固又结实，是专门来保护拔牙窝伤口的。但是血凝块的成长需要一个过程，刚凝结的时候比较脆弱，嫩如豆腐，一个漱口的动作，可能就能把它摧毁，这也正是拔牙后 24 小时禁止漱口的原因。

除了这类常规的拔牙术，多数口腔内手术，术中切除病灶后，都会以缝合伤口的形式来"结束战斗"，如舌部手术、牙龈手术、颌骨囊肿刮治术、颊部手术等。口腔手术的缝线包括可吸收线和不可吸收线。可吸收线，顾名思义就是可以被人体组织吸收降解的缝线，一般在术后 4 周左右可自行脱落，且此类缝线还具有一定的抗菌作用，但是价格相对昂贵。不可吸收线，既是不可被人体吸收，需要拆除的线。口腔术后，一般黏膜愈合需要 7 ~ 10 天，黏膜下组织或肌层愈合需要 3 周左右。所以，不管哪种缝线，一般浅层伤口建议术后 10 ~ 14 天拆线。皮瓣修复伤口建议术后 1 个月左右拆线。回归主题，这类手术一般术后 24 小时内可以使用医用漱口水漱口，之后可以选择一次性海绵棒蘸取医用漱口水擦拭口腔，可避开伤口，清洁部位包括牙齿、舌苔、上颚、颊部、口唇。3 天后，伤口恢复良好，可以考虑使用小头软毛牙刷轻轻刷牙，伤口处仍可使用海绵棒蘸取漱口水或温盐水轻轻擦拭。皮瓣修复术后，建议术后 3 周内使用口腔擦拭，待口内伤口完全愈合后，再选择刷牙。总而言之，根据手术大小，循序渐进地进行口腔护理是防止术后伤口感染的重要环节。

27 如何保持健康的口腔状态?

 我来解答

2007 年世界牙科联盟年度大会决定将每年的 3 月 20 日，设立为世界口腔健康日。提醒人们健康的口腔、牙周组织以及健全的口腔功能在我们日常生活和工作中起到重要的作用。世界卫生组织对牙齿健康的标准也提出了"8020"的概念，意思是 80 岁的老人至少应该有 20 颗具有功能的牙齿。

随着我们生活水平的日益提高，越来越多的人开始重视口腔卫生，更多人关注到清洁健康的口腔对于我们身体的整体健康是至关重要的。牙齿作为我们口腔组成的重要部分，同样需要精心呵护，避免发生蛀牙、牙周炎、牙龈疾病等导致牙齿脱落。这是因为如果人的牙齿少于 20 颗，食物将得不到充分咀嚼，从而影响消化功能。牙齿数量减少缺失，说话发音也会受到不良的影响。门牙缺失，导致嘴唇的丰满度不足，好像"瘪嘴"，容貌改变，对人的心理也会产生负面的影响。

健康的口腔状态就是：无先天性缺陷如唇腭裂，无颌面部慢性疼痛，无口腔黏膜疾病如扁平苔藓、口腔溃疡及无口腔肿瘤，没有龋齿、牙周疾病，无咬合困难。

如何保护口腔健康?《中国居民口腔健康指南》中指出：早晚刷牙、饭后漱口。提倡选择牙线或牙间刷辅助清洁牙齿间隙。根据口腔需求，选择合适的牙膏。含氟化物牙膏防止龋齿、抑制牙菌斑；脱敏牙膏可以缓解酸甜冷热对牙齿的刺激；含有"硅石类"摩擦剂的美白牙膏可以清理部分牙齿表面的附着色素；含抗菌药物或中草药的能缓解牙龈出血症状。科学吃糖，少喝碳酸饮料，避免咀嚼槟榔，减少烟草对口腔的刺激，少食辛辣刺激性食物。定期口腔检查，及时解决口腔问题。

营养管理篇

3

28 喝汤补，汤里真的有营养吗？

我来解答

　　大部分人觉得，只要进了手术室，无论手术大小，都是人生大事，牵动全家人的关注。手术大伤元气，各类补品齐上阵。临床上很多病人手术后，家属就急切地熬制各种黑鱼汤、鸽子汤、排骨汤。轮番上阵，让患者在爱心督促下喝得饱饱的。在中国传统饮食文化中，大多数人认为汤是各类食材精心熬制的，将精华浓缩为一碗，是手术后的大补神器。的确，在外科手术后，身体组织需要有一个自我修复的过程。在这个过程当中，需要多种营养素的参与，其中最重要组织"修复干将"就是蛋白质。蛋白质是组成人体细胞组织的重要成分，约占人体总质量的 18%，是生命的物质基础。所以保证充足的蛋白质可以修复受损的器官功能以及维持细胞的生长和更新。但是汤里的营养成分是很有限的。除了大量的水以外就是一些脂肪和极少量的维生素和矿物质，蛋白质难以溶解于水。汤的营养大概只有原料的 5% ~ 10%，缺乏我们伤口愈合所需要的蛋白质、维生素及微量元素。所以手术后喝汤对伤口愈合几乎是没有帮助的。无论是鸡汤，肉汤，还是鱼汤，汤里的蛋白质含量都远远不及肉本身的含量。所以，患者术后，只要消化功能没有太大的影响，还是建议术后多吃肉，尽量以白肉为主，如鸡肉、鸭肉、鱼虾。通过吃肉来补充蛋白质等多种营养素，让这些营养物质在体内努力工作，从而促进伤口愈合，最终达到术后康复。

29 什么是肠内营养乳液？肠内营养液有哪些类型？患者该如何选择？

我来解答

肠内营养液，顾名思义，它是一种通过肠道吸收的液体物质，属于流质饮食。虽然是流质状态，但却有大大的能量。它是一种复方制剂，含有多种人体必需的营养要素，能够满足机体营养和能量需求，促进机体免疫力提高。目前临床上常用的商品化制剂主要分为要素型和非要素型。要素型主要是氨基酸或短肽类制剂，无须消化或稍加消化即可直接吸收，不含残渣，适用于胃肠道及吸收功能部分受损的患者。临床上一般用于外科胃肠道手术后的患者。而非要素型肠内营养制剂也称整蛋白型肠内营养制剂，以整蛋白作为主要氮的来源，临床上最为常见。这类营养液，需要我们胃肠道部分或全部消化吸收。口感比较好，有麦香及冰淇淋的香草味。可以直接喝，也可以通过鼻胃管进行管饲。一般适用于我们口腔肿瘤术后，除了进食障碍，但是胃肠道功能基本正常的患者。

在临床选择时，患者可以根据自身不同的营养需要量来选择种类和需要量。整蛋白配方的营养素，也是我们口腔肿瘤患者术后最常用的营养制剂。

临床上最常用的制剂主要有：能全力、瑞代、瑞能等。能全力为一种复方制剂，其组成成分包括：水、麦芽糊精、酪蛋白、植物油、膳食纤维、矿物质、维生素和微量元素等人体必需的营养要素。可以满足机体所需的营养需求，而且能全力的热量密度比较高，每500毫升营养液含有750kcal热量。瑞代是专门为糖尿病患者提供的肠内全营养制剂。瑞代中碳水化合物为70%缓释淀粉。因此缓释淀粉可以缓慢分解成葡萄糖，从而不致血糖骤然上升，能为糖尿病患者提供所需的各种营养，包括蛋白质、脂肪、碳水化合物、维生素、矿物质微量元素。而且瑞代不含牛奶蛋白，适用于牛奶蛋白过敏的患者。瑞能，显然体现在"能"上。它是根据肿瘤患者的代谢特点而设计的肠内免疫营养制剂，其组成特点为热量密度高、蛋白质高、脂肪含量高、并含有丰富的免疫营养物质。临床上，我们可以联合使用。

30 肠内营养液是吃得越多越好吗?

我来解答

肠内营养制剂是一种复方制剂,通俗地讲就是营养全面又丰富的食物的液体状态。跟我们平时吃饭是一样的道理,吃多了,胃肠道也会有饱胀不适的感觉,长期进食过多,还会造成营养过剩。吃少了当然也会饿,甚至造成营养不良。那么到底怎么吃才是最合适的呢?

首先我们人体的新陈代谢都在消耗热量,比如我们的基础代谢,活动量,食物的热效应。生病以后组织的修复需要额外的热量提供。那么什么是热量呢?热量就是人体每时每刻都在消耗的能量,这些能量是由食物中的产热营养素提供。比如说,食物中的蛋白质、脂肪、糖类和碳水化合物,经过氧化产生热量,为我们的身体维持生命、生长发育和运动提供热量供给。热量供给过多时,多余的热量就会变成脂肪储存起来,时间久了我们的身体也就胖起来了。在营养学中我们常用的热量单位是卡路里(cal),1 千卡 =1000cal。那么我们一般成年人每天所需的热量到底是多少卡路里呢?这里可以教大家一个最简单的计算公式。

每天所需的基础热量 kcal= 体重 × (25 ~ 30)kcal/(kg.d)。例如,60 公斤的成人,每日所需热量是 1500 ~ 1800kcal。计算出每日所需基础热量后,我们就可以查看每瓶肠内营养制剂的热量，最终得出该产品每日基本摄取量。也可以根据每个人的消化吸收情况，运动量的高低，适当减少或增加进食量。

31 家里自制匀浆膳食怎么做才能确保营养相对全面呢?

我来解答

答：匀浆膳食是采用天然食物经料理机捣碎搅拌后制成的糊状或浓流体状饮食。通俗地讲就是，把我们正常的每顿饭、菜、汤混在一起，用破壁机打碎的食物。所以，如果搭配合理，此类匀浆膳食所含的营养成分较全面，与正常的膳食相似。一般适用于胃肠道功能正常的病人。家庭制作相对简单，经济成本较肠内营养制剂低廉。部分口腔肿瘤手术后的患者由于口内伤口未愈合或者因手术造成的吞咽功能障碍，需要短期甚至长期流质、半流质饮食甚至管饲。家庭自制匀浆膳食由于食物来源丰富，也可以适当顾及患者喜好，是一种比较优化的食物。但是，自制的匀浆膳食营养密度欠缺，长期使用容易导致营养素缺乏，且不能长期保存，需现做现吃，增加了家庭照护者的工作量。

如何确保匀浆膳食营养全面，我们可以参照中国居民膳食宝塔来实施营养管理。宝塔分为 5 层，给我们每一天的饮食总量做出了非常详细的指导。

中国居民平衡膳食宝塔(2022)
Chinese Food Guide Pagoda(2022)

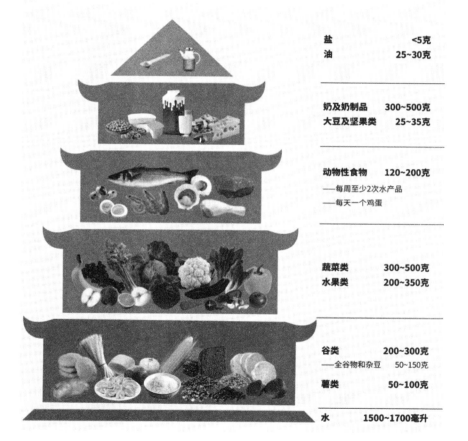

盐	<5克
油	25~30克
奶及奶制品	300~500克
大豆及坚果类	25~35克
动物性食物	120~200克
——每周至少2次水产品	
——每天一个鸡蛋	
蔬菜类	300~500克
水果类	200~350克
谷类	200~300克
——全谷物和杂豆	50~150克
薯类	50~100克
水	1500~1700毫升

以上膳食宝塔中所有食材的分量都是指生食。

在制作匀浆膳的过程中，应注意以下几点：

（1）选择过滤度高的料理机。

（2）制作前务必将料理机及所有食材清洗干净。

（3）食物去除不可食用部分，如去核、去骨、去刺等。

（4）所有的食物建议先做熟，再切成小块或段，便于打碎。

（5）料理机制作的匀浆可以放在密闭干净的容器中，及时放入冰箱保存，建议 24 小时内必须吃完。

（6）每次进食前，取出 200 ～ 300 毫升，放在小锅里，适当加点调味品，如盐、油，边搅拌边煮沸。冷却至能吃的温度后，再进食。

（7）根据患者的耐受程度，先从少量开始，建议每天 6 ～ 7 次。

注意，短期内体重有明显下降的患者，为防止匀浆膳食的营养密度不足，可以在三餐后，适当增加全营养素的摄入。

32 为什么部分腮腺肿瘤患者术后，医嘱需要清淡、忌酸饮食？

我来解答

腮腺位于面颊近耳垂处，于颧弓下方，外耳道的前下方，左右各一。腮腺呈不规则的锥体形。如果腮腺发炎或长了肿瘤，脸看上去就像"发腮"一样。腮腺是我们身体内体积最大的唾液腺，主要功能是分泌唾液，分泌量约占总量的 25%。分泌出来的唾液通过开口于我们上颌第二磨牙相对的颊部导管开口，流入我们的口腔，帮助口腔内食物的消化和润滑。此外，还可以帮助清洁口腔内的细菌和碎屑。正常成人每天分泌唾液 1000 ~ 1500 毫升，那么其中有大约 250 ~ 375 毫升的唾液是腮腺的功劳。

那么，为什么腮腺肿瘤手术后，医生会特别嘱咐病人要清淡忌酸饮食呢？想必大家已经有了答案。因为有些手术切除肿瘤的同时还可能需要切除一部分的腮腺组织，这样一来完整的腮腺就被切出了一个口子，腺体分泌的口水就会从破坏的瘘口处漏出来，形成涎瘘，会影响伤口愈合。美食和酸性食物会让我们"垂涎三尺"，导致口水大量分泌，漏在伤口内的也就随之增多。这就是我们术后务必清淡且忌酸饮食的原因了。

33 口腔颌面肿瘤患者营养不良的原因有哪些？

世界卫生组织将营养不良定义为一种细胞失衡的状态，营养不良对发展中国家产生了不利影响，也造成全球居民疾病和死亡的风险因素，根据《营养不良的诊断标准 – 欧洲临床营养与代谢协会共识声明》将 BMI < 18.5kg/m² 定义为营养不良，或无明确时间段内体重非人为因素降低 > 10% 且 BMI < 20kg/m²（年龄 < 70 岁）/ < 22kg/m²（年龄 ≥ 70 岁）也定义为营养不良。

口腔颌面肿瘤患者营养不良的原因如下：

第一，肿瘤和手术造成营养不良。首先，一部分患者患病后，由于肿瘤引起的溃疡、疼痛、张口受限，就开始影响正常进食，造成营养摄入不足。其次，由于手术原因，手术本身造成的急性代谢应激，增加能量和蛋白质需求。有些口腔癌根治性手术，广泛切除了肿瘤，也切除了舌头、牙龈、上腭、颌骨、颊部等组织。即使做了游离皮瓣修复手术，但仍会影响患者正常的吞咽和咀嚼功能。

第二，部分患者需要化疗，化疗药物引发多种不良反应，包括厌食、恶心、呕吐、腹泻、便秘，直接影响了营养的吸收和代谢。

第三，口腔癌术后的放射治疗，容易引起口腔黏膜炎、导致口腔干燥、味觉障碍，从而影响营养摄入和身体营养状况。随着放疗技术的不断进步，全球仍有 5% ~ 8% 的患者出现颌骨放射性骨坏死，表现为局部反复红肿疼痛、感染溢脓、进行性张口受限等，造成患者进食困难，给患者带来生理和心理的严重创伤。

最后，我们还不容忽视心理因素对营养不良造成的危害。

患者对肿瘤不良预后的恐惧、医院特殊的环境、抗肿瘤治疗相关不良反应，以及经济负担等会给患者带来巨大的心理压力，患者易焦虑、抑郁。研究表明，食欲受着病理和心理因素的影响，强烈的情绪波动，会抑制消化腺分泌和胃肠道的蠕动，直接抑制了食欲和消化机能，患者常表现为不饿、不想吃。综上所述，诸多因素，造成了口腔颌面肿瘤患者的营养不良。

34 食物之间真的存在相克作用吗？

每年金秋十月，正是蟹肥膏厚的时节，也是软糯爆汁、红澄澄的柿子挂满枝头的时候。为了那口大闸蟹的鲜美，总是忍痛割爱放下手中的柿子。因为，大人们说：吃了大闸蟹再吃柿子，会中毒。类似于这样的民间食物相克之说还有好多。比如，菠菜不能跟豆腐一起烧；吃了红薯不能吃香蕉；猪血不能加海带一起煮。

那食物之间到底会有相克吗？其实在营养学和食品安全理论当中并没有食物相克之说。迄今为止也并没有看到因食了民间传说的相克的食物而中毒的病例报道。即使有报道过的食物中毒的案例，也是因为食物本身产生毒素，或者患者身体对食物内的某种成分过敏导致，并非是食物的相克作用。

那么柿子跟螃蟹到底是否能一起吃呢？其实这个问题不能一概而论。之所以说柿子和螃蟹不能一起吃是因为未成熟的柿子中含有一种高达 4% 以上的物质，叫鞣酸。成熟后的柿子鞣酸含量只有不到 0.1%。鞣酸恰巧又能与螃蟹中的高蛋白质相结合，形成一种不溶于水的沉淀物：鞣酸蛋白。此时，鞣酸蛋白在过多胃酸的作用下，和食物中的果胶、纤维素等黏合在一起在胃内形成"胃柿石"。但是，"胃柿石"的形成必须满足几个条件，以螃蟹为主的宴席，饱腹一餐后，又迫不及待连吃数只未成熟带涩嘴的柿子。只有在这个前提下，才会发生不适。就菠菜和豆腐来说，人们以为菠菜中含有草酸，而豆腐中含有钙，两者结合就形成草酸钙，导致肾结石。事实上菠菜和豆腐一起进入肠道后并最终以粪便的形式排出体外，压根就没有时间达到尿液更不会结合成结石。所以，任何食物，只要是当季的、新鲜的、适量的，都是有益于我们身体健康的。吃得快乐很重要。

35 食物真的有抗癌作用吗？

我来解答

这些年，很多研究逐渐将身体的慢性炎症跟衰老和癌症联系在一起。研究表明，体内炎症环境是导致癌症发生的危险因素，慢性炎症可以使癌细胞逐渐扩大。除此以外，持续的炎症反应，会导致体内细胞坏死、增生、给癌症可乘之机。炎症是机体自身免疫系统对外界刺激的一种防御反应，当我们的身体受到各类感染、组织损伤等刺激时，体内免疫系统会迅速做出反应，开启一场激烈的战斗，通常情况下，免疫系统总能洋洋得意地战胜炎症，取得战斗的胜利。但百战总有一失，彼此胶着的战斗化为持久战，也就是慢性炎症。有研究提出，有一类"抗炎饮食"是一种可以控制机体慢性炎症的饮食方法。所以说，吃对了，还真的能防止癌症。

抗炎饮食食谱推荐隆重登场。

首先，吃对碳水。全谷物饮食也就是我们常说的粗粮是抗炎饮食的重要部分，可降低胰腺癌、乳腺癌、直肠癌的发病风险。如燕麦、小米、荞麦、玉米、糙米、薏米等，这类谷物含有丰富的膳食纤维，具有抗炎效应。

第二，吃对脂肪。多吃不饱和脂肪，因为不饱和脂肪中含有丰富的n-3\n-6，可以降低肥胖风险。生活中，能冻成膏状固体的就是饱和脂肪，如猪油、黄油、椰油，这类脂肪尽量少吃，对身体无益。而深海鱼类、贝类、茶油、亚麻籽油、橄榄油、核桃油等属于健康油。

第三，吃对蛋白质。优质蛋白的来源优选鱼虾、家禽、蛋类、大豆、乳品。

第四，多吃足量的水果和深色蔬菜，因为这类食物中含有丰富的维生素、矿物质和微量元素，具有较强的抗氧化、抗炎活性，如紫甘蓝、花椰菜、桑葚、黑莓、黑枸杞、柑橘类等。

第五，适量饮茶。早被证实，茶叶中的儿茶酸、多酚、黄酮等成分对肿瘤有明确的预防作用。选对膳食、吃出健康体质。

管饲护理篇

4

36 哪些口腔肿瘤术后患者需要留置鼻胃管?

　　首先让我们了解一下什么是胃管以及它的作用吧。胃管是由鼻腔或口腔插入，经咽部，通过食管到达胃部的管路。管径的粗细可以根据患者的年龄选择不同的尺寸。常规成人置入胃管的长度为 45 ~ 55 厘米，小儿为 18 ~ 24 厘米。从管内灌注流质食物、营养液、水和药物的过程称鼻饲。

　　手术结束后，很多患者都感觉饥肠辘辘，迫不及待想要来一份"大餐"解解馋，但在口腔颌面外科术后通常伴有口内伤口，如在牙龈、颊部、舌头、上腭等部位。口内进食时，一系列的吞咽、咀嚼动作，可能会引起伤口缝线脱开、出血、疼痛，甚至导致伤口感染。

　　那具体有哪些术后患者需要留置胃管呢?

　　（1）口内皮瓣修复重建术后 1 ~ 2 个月，由于伤口未愈合，且吞咽功能尚不完善，过早口内进食可能诱发口内伤口感染以及发生误吸的风险。

　　（2）舌部手术患者术后 2 周左右，患者术后舌肿胀、舌活动度差，口内进食有伤口裂开及伤口感染的风险。

（3）颌骨手术术后 48～72 小时内，由于伤口肿胀，且常伴有张口受限，影响进食。或口内进食后，食物残渣遗留口腔缝隙，未及时清洁口腔可引起伤口感染。

所以，为了保证患者术后日常需求的营养摄入、防止口腔术后口内进食而导致的伤口感染，鼻饲饮食成为解决营养的主要途径。

什么时候可以拔除胃管呢？对于吞咽功能正常的患者，在确认口内伤口愈合后（一般术后 2～3 周），可拔除胃管进行口内进食。对于存在吞咽功能障碍的患者，先锻炼吞咽功能，待吞咽功能恢复后，在医生的指导下拔除胃管，改成口内进食。

37 鼻胃管和胃造瘘的区别是什么？

我来解答

人是铁，饭是钢。当口腔肿瘤患者术后不能经口进食时，为确保患者营养的摄入，医生除了给患者常见的静脉点滴"营养针剂"的手段以外，还必须通过管饲来解决"吃饭"问题。"管饲"从字面上就可以理解为，通过管子注入营养制剂来给患者进行日常营养的输送。目前管饲分为两种：鼻胃管和胃造瘘。那么两者有什么不同，应该怎么选择呢？

■ 鼻胃管：将胃管通过一侧鼻孔插入，经过鼻腔－口腔后部－咽部－食管－胃部。

优点：①置管简便，无手术创伤，置管后即可喂食物；②适合短期不能经口进食的患者。

缺点：①需换管，依据不同材质，鼻饲管可使用半个月至三个月不等；②有发生食物返流可能；③管子刺激鼻腔、咽腔，有鼻炎或者鼻中隔偏曲的患者更为敏感，增加局部分泌物；④对于鼻咽、食管结构异常的患者不适合；⑤食管癌、食管－胃底静脉曲张、食管梗阻、手术以及上消化道出血的患者应当禁用；⑥外置大约60厘米长度胃管需固定在面部，既影响舒适度，外出时也影响美观，增加社交的心理压力；⑦管道容易脱落，如固定在鼻部及脸部的胶布由于皮肤出油容易脱落导致固定不足，或有些患者夜间睡觉时，做梦、翻身时容易被意外拔出，反复重新插管易引起黏膜损伤，增加患者痛苦；⑧管道容易移位，可能会盘卷在口腔或咽部，易使食物误入气管。

■ 胃造瘘：是一种在内镜引导下经上腹壁放置胃造瘘管的方式，营养液通过造瘘管直接输注到胃内。

优点：①造瘘管置管部位在腹壁。固定方便有衣服遮盖，不影响外观；②造瘘管不易脱落，可在原位使用时间较长，三个月至半年；③适合长期管饲患者；④较鼻饲在一定程度上减少食物返流机会；⑤适合鼻咽、食管结构异常而不能鼻饲的患者，如食管癌、食管－胃底静脉曲张、食管梗阻、鼻腔手术及上消化道出血患者；⑥当患者能够再次经口饮食时，也可以很容易地拔除胃造瘘管。

缺点：①需要在具备手术条件的医院才能进行；②需局部麻醉；③造瘘术费用较鼻饲管高；④造瘘口需进行换药护理，保持干燥；⑤存在腹腔感染的可能。

38 胃管居家护理的注意事项有哪些？

　　胃管作为口腔术后常用的营养途径，在居家日常生活中需要注意点什么呢？

　　（1）胃管护理：①首先妥善固定，防止打折，避免脱出。第一，脸上三固定（鼻尖、脸颊、耳后）、衣服上别针固定。胶布应每天更换避免皮肤出油等影响胶布黏性，导致胃管滑脱；更换时需将固定处皮肤擦拭干净，再次固定。第二，每次吃饭前要观察胃管的刻度。若发现刻度异常，怀疑胃管滑脱，应立即停止进食、就近就医。待确定胃管在胃中方可进行鼻饲。②保证胃管的通畅，每餐前后都应用 15 ~ 20 毫升的温水冲洗胃管。③留置胃管的患者还要保持口鼻腔的清洁。每日用棉棒蘸水清洁鼻腔，若发现鼻部皮肤被胃管压红甚至破溃，及时更换胶布固定位置。注意口腔卫生，鼓励病人刷牙漱口，养成良好的卫生习惯。

（2）饮食的护理：①鼻饲时体位：鼻饲前给予坐位或者卧位，鼻饲后半小时方可躺下。②鼻饲时间和种类：合理分配时间、合理分配营养液（肠内营养剂、自制匀浆、果汁），每餐不超过 250 毫升、鼻饲液温度为 38 ~ 42℃。③鼻饲液的保存：未开封的营养液常温保存，开启后保存于 4℃以下的冰箱内，24 小时内用完。

护理小贴士

教大家 3 个可以判断胃管是否在胃内的小方法：①用注射器回抽可从胃管内抽出胃内容物；②用注射器向胃管内打气，用听诊器在胃部听到气过水声；③将鼻管末端插入水中无气泡溢出。

这三种方法需要二者同时确认。如果无法自行确认，可就近就医，让医生帮助确认。

39 胃造瘘的护理有哪些？

我来解答

留置胃造瘘要注意以下两点：

（1）造瘘口皮肤：观察造瘘口周围有无渗血、渗液以及腹痛等现象，每日用安尔碘消毒周围皮肤 2 次，注意观察造瘘口皮肤有无充血、肿胀，如有异常就近就医。术后注意造瘘管的固定，宁紧勿松，避免造瘘管滑入瘘管。

（2）导管的护理：保持造瘘管清洁通畅，每次注入食物前后用 20 ～ 30 毫升温开水冲洗造瘘管，指导患者每次注完食物后不要平睡，应坐起 30 分钟，以免食物反流阻塞造瘘管；胃造瘘管的夹子应近伤口端夹闭，避免食物反流入管路；在休息、活动、沐浴时，应将造瘘管固定在胸腹壁上，避免晃动、牵拉引起不适或疼痛。特别是在沐浴后，应擦干造瘘管周围皮肤，防止感染。

40 胃管携带久了，喉咙干疼，怎么办？

"哎哟，太难受了，胃管插得我喉咙好难过啊！好疼，吞口水也疼，睡觉也睡不好，日子好难熬啊！医生我能不能不要插胃管？"经常会听到留置胃管的患者会说出这样的话，那么目前正在留置胃管的你有这样的烦恼吗？

患者进行胃管插管时，难免会造成咽喉处的损伤，从而引起局部的疼痛，常用缓解的方法有以下几种：

（1）插入胃管之后会出现喉咙疼痛，建议多喝水，可以起到润滑食管和胃管，减少两者之间的摩擦，减轻疼痛的不适感。

（2）通过雾化可以减缓咽喉处的水肿，促进局部痰液的排出，缓解疼痛症状。

（3）患者的病情稳定后，可以尽早地进行胃管的拔除，避免胃管长时间存留，持续造成咽喉处的损伤，也可以有效缓解局部的疼痛。

（4）可以口服药物，如银黄含片，可以改善局部的疼痛症状。

41 当口服药遇到鼻饲管，药还能从鼻子里吃？

我来解答

当病人无法用嘴服药，鼻饲给药就成了一种重要途径。但是不是所有的药物都适合鼻饲给药呢，下面有详细介绍。

哪些药物适合鼻饲管给药呢？

（1）主要在胃内吸收的药物：如氟康唑、维生素 B12 等。

（2）作用部位在胃部的药物：如抑酸剂、铋剂、胃黏膜保护剂、胃蛋白酶制剂等。

（3）首过效应强的药物：空肠饲管给药可以使有较强首过效应药物的生物利用度发生改变，需要重新调整剂量，例如三环类抗抑郁药（如阿米替林）、β－受体阻滞剂（如美托洛尔）、硝酸酯类（如单硝酸异山梨酯），以及部分阿片类药物等。

鼻饲给药的注意事项有：①药片应在干净的环境下研碎成粉，用注射用水、生理盐水或温开水溶解或稀释，充分溶解、充分碾磨或充分浸泡（如果药物为液体状，可直接注入）。②过滤：不能完全碾碎、不能充分溶解的药物、中药，均需过滤，避免堵管。③鼻饲液温度应保持 38～40℃，给药前后用约 20 毫升的温水冲洗鼻饲管。④注入多种药物时，将各类药物分类溶解，每注入一种药物后即用 5 毫升温开水冲洗一次，不可将其混合注入，或与食物混合。⑤根据药物的类型予以相应的给药方法：需空腹给药的剂型，在鼻饲营养前 1～2 小时给药或暂停鼻饲营养 1 小时后给药。餐前给药的剂型，在鼻饲营养前 20～30 分钟给药；饭后给药的剂型，在鼻饲营养开始后 30 分钟给药；不受食物影响的药物，可随时给药。

不适合鼻饲管给药的药物也需要注意，主要包括：

（1）控、缓释剂型：如果将控、缓释药物进行鼻饲管给药，需要进行研磨，而研磨后药物缓控释的结构会遭到破坏，药物迅速释放，导致体内瞬时药物浓度过高，增加了药物的不良反应。并且这些剂型的药物由于其特殊的制备工艺和特定的剂型辅料，研磨不能达到完全粉碎，遇水后粘接在一起，很容易造成鼻饲管堵塞。

（2）含片和舌下片：口含或舌下吸收剂型药物经鼻饲管给药易导致其吸收变化和（或）胃酸的破坏，并且此类药物经由口腔吸收，与吞咽给药的药物相比，剂量相对较小，经鼻饲管给药常达不到药物疗效。

（3）酶制剂：研磨会使酶变性失活，如多酶片、复方消化酶胶囊等。

（4）软胶囊：软胶囊包封的为液体药物，由于药物附壁严重会导致药物剂量损失而影响给药剂量的准确性，如骨化三醇胶丸。

（5）对胃肠道刺激大的药物：如氯化钾注射液等。

（6）特殊药物：研磨药物时会产生少量粉尘，研磨者吸入这些粉尘会存在潜在的危险性，包括：①细胞毒性药物：甲氨蝶呤、环磷酰胺；②抗生素：青霉素类、红霉素类；③前列腺素类似物：米索前列醇；④激素：泼尼松、地塞米松等。

 胃管没有拔除，可以锻炼口内进食吗？

 我来解答

想要知道自己能不能进行口内进食，首先我们要先了解一下自己有没有吞咽障碍。吞咽功能障碍指由于下颌、双唇、舌、软腭、咽喉、食管等器官结构和（或）功能受损，不能安全、有效地把食物输送到胃内的过程。

吞咽功能正常的患者：在确认口内伤口愈合后（一般术后 2 ~ 3 周）可以进行口内进食锻炼（流质 – 半流质 – 软食）。

吞咽功能障碍的患者：先进行吞咽功能的锻炼，在吞咽功能恢复后，可进行口内进食锻炼（流质 – 半流质 – 软食）。

锻炼吞咽功能训练方法有：

（1）冷热口腔刺激：术后第 1 天，用棉棒包裹纱布浸泡冰水、温水（42℃）对患者口腔交替刺激，5 分钟 / 次、3 次 / 天。

（2）口腔运动训练冷热刺激完成后，指导患者口腔肌群运动训练，内容包括唇、舌，颊肌肌力训练；吞咽动作训练，包括喉上抬动作及空吞咽动作训练。训练时间 30 分钟、2 次 / 天。

（3）移植皮瓣缝线拆除、切口愈合后 2 周，指导患者进行舌前伸、上翘、侧伸和下抵训练：5 ~ 10 分钟 / 次、3 ~ 5 次 / 天。

需要注意的是，气管切开的病人（吞咽功能良好），由于气管切开口位置较低，食物容易误入气管引起窒息，因此要选择易咀嚼、易吞咽的软食或半流质食物，并将食物切碎或搅拌成泥状，避免食物过大引起窒息，少量多餐、速度宜慢，这样有助于避免呛咳、误吸、消化不良等不适症状出现。进食时一定要有家属陪伴，以防发生意外。口腔进食后一定要进行口腔清洁，避免引起伤口感染。

护理小贴士

流食一般是不含固体的食品，如牛奶和豆浆、藕粉、米汤等。而半流食主要是稀饭、面条，以及碎菜粥、肉末粥、蛋花粥、烂糊面等。

43 鼻饲期间，发生腹泻怎么办？

我来解答

腹泻是消化系统一种常见症状，俗称"拉肚子"，是指排便次数明显超过日常习惯频次，粪便稀薄，水分增加，每日排便量超过 200 克，或者粪便内含有未消化食物或脓血、黏液。鼻饲患者在鼻饲初期，腹泻的发生率可达 60% 左右。主要原因如下：

（1）鼻饲液加热后未及时用完，反复加热后再次食用；鼻饲液开瓶后，未置入冰箱内保存，或者开封后的鼻饲液冷藏超过 24 小时，鼻饲液可能被细菌污染，进食后导致肠道感染，引起腹泻。

（2）每次进食量太多，超过 250 毫升，或者对于老年患者，鼻饲液灌注的速度太快；其次是肠内营养液浓度、营养密度较高，当高渗营养液迅速进入肠道后，导致肠道渗透压增加，肠道内吸收过多外周水分，引起渗透性腹泻。

（3）乳糖不耐受性引起的腹泻。乳糖不耐受普遍存在，与人类基因、饮食习惯相关。在我国，特别是老年人群，由于在幼儿时未接触过牛奶或奶制品的原因，故发生乳糖不耐受的概率更高，常表现为进食乳制品后出现腹胀、腹泻、腹痛等消化系统症状。

针对以上原因，主要预防对策有：

（1）鼻饲液应尽量做到每餐现配现用，或者配制当日量，于 4℃冰箱内保存，食物及容器应每日煮沸灭菌后使用。超过 24 小时，即弃之不用。

（2）鼻饲液温度以 38 ～ 42℃最为适宜。

（3）浓度由低到高，起初使用成品肠内营养液时，可以兑水稀释。容量由少到多，起始剂量从 100 毫升逐渐增加。可由推注改为滴注，滴速一开始为每小时 40 ～ 80 毫升，3 ～ 5 日后增加到每小时 100 ～ 125 毫升。

（4）对于牛奶、豆浆不耐受的患者要慎用含有牛奶、豆浆的鼻饲液，自制的营养液避免过油。

（5）对于严重腹泻无法控制时可暂停喂食、就近就医。频繁腹泻的患者要保持肛周皮肤清洁干燥，防止皮肤溃烂。

44 鼻饲期间，发生便秘该如何处理呢？

我来解答

便秘是排便困难，或者每周排便次数＜ 3 次，大便干结、坚硬排出不畅。颌面部肿瘤患者术后，部分患者由于术后体力尚未恢复、卧床时间久及运动量减少，导致胃肠蠕动减弱，加上家庭自制匀浆中含粗纤维食物较少，致使大便在肠内滞留过久，水分被过多吸收造成大便干结、坚硬和排出不畅。遇到这种情况，尝试如下方法：

（1）调整营养配方，增加纤维素丰富的蔬菜（如芹菜、韭菜、菠菜等）和促排便水果（如猕猴桃、芒果、西梅、无花果等）的摄入，食物中可适量加入蜂蜜、香油或乳果糖等。

（2）适当增加运动量，如散步、体操等，每日用手掌在脐周顺时针按摩 5 ～ 15 分钟，有助于促进胃肠蠕动，改善消化不良及便秘。避免长时间卧床导致肠蠕动减弱，必要时可使用增加胃肠蠕动的药物。

（3）养成良好的排便习惯，肠道活动在清晨和餐后最为活跃，可在晨起或进餐后 2 小时内尝试坐马桶排便。

（4）必要时用开塞露。将开塞露前端完全塞入肛门（约2.5 ～ 4 厘米），将 20 毫升药液挤入肛门后嘱患者保留 5 ～ 10分钟后排便，效果更佳。

（5）老年患者因肛门括约肌较松弛，加上大便干结，往往灌肠效果不佳，需人工取便，即用手指由直肠取出嵌顿粪便。如以上方法都未能解决问题，及时就医。

45 鼻饲期间，发生胃潴留怎么办？

我来解答

胃潴留是指胃内容物积压在胃内未及时排空，若呕吐出4 ～ 6 小时之前摄入的食物或空腹 8 小时以上、胃内容物残

留量 > 200 毫升。

什么原因会引起胃潴留呢？

（1）患者长期卧床，胃肠动力减弱可导致胃潴留。

（2）一次性注入过多的营养液，或者喂养间隔时间过短亦可引起胃潴留。

（3）患者本身患有胃肠动力障碍的疾病。

在生活中如何避免这种现象呢？

每次鼻饲的量不超过 250 毫升，间隔时间不少于 2 小时。每次鼻饲前回抽胃内容物，若回抽时发现胃内容物 > 200 毫升，延长鼻饲的间隔时间。

若患者本身为动力障碍，可更改鼻饲方式，由推注改为滴注，相对匀速，对消化道刺激较少，均匀分布吸收。必要时使用增加胃肠动力药物。

在患者病情许可的情况下，鼓励患者增加日常活动，促进胃肠功能恢复，并可依靠重力作用使鼻饲液顺肠腔运行，预防和减轻胃潴留。

46 胃食管反流发生误吸怎么办，如何避免？

 我来解答

什么是胃食管反流？胃食管反流是指胃内食物经贲门、食管、口腔流出的现象，在鼻饲过程中，患者出现呛咳、气喘、心动过速、呼吸困难、咳出或经气管吸出鼻饲液。误吸可引起吸入性肺炎，严重者可引起窒息。发生误吸后我们在家应密切观察患者有无体温升高、咳嗽等症状，若发现及时就医。

■ 为什么会发生误吸呢？

（1）主要原因与患者体弱、年老或有意识障碍有关。

（2）患者胃肠功能减弱、鼻饲速度过快、胃内容物潴留过多，腹压增高也会引起反流。

（3）患者因吞咽功能障碍使分泌物及食物误吸入气管和肺内。

（4）在鼻饲中或鼻饲后持续仰卧，平卧或床头角度过低时，患者吞咽反流的胃内容物，可引起误吸。

（5）留置胃管刺激呼吸道和口腔分泌物增多，其次，鼻饲管径越粗，对食管下段的扩张开放的作用越大，误吸的可能性越大。

■ 如何避免发生误吸呢？

（1）在插胃管时尽量选用管径适宜的胃管。

（2）坚持匀速限速滴注或推注。鼻饲前，嘱患者咳净痰液，避免鼻饲过程中咳痰引起误吸。每次鼻饲不要过量。

（3）管饲时及管饲后取半卧位或坐位，借重力和坡床作用可防止反流。

（4）必要时予以胃肠动力药（如吗丁啉、西沙必利等），可解决胃反流等问题，一般在喂养前半小时由鼻饲管内注入。

气切护理篇

5

47 气管切开患者气管套管意外滑脱怎么办?

 我来解答

气管切开术是抢救急危重症患者有效的急救方法之一，因其抢救成功率高，所以在临床上应用广泛。然而，由于各种原因，有些患者在医院无法成功拔管，需要戴管出院，这也使得这部分患者及其居家照护者常常面临巨大的压力，担心居家护理不当，出现各种各样的问题，威胁患者的生命。气管切开患者居家护理中气管套管意外滑脱是最常见的问题，也是最致命的问题，稍有不慎患者可能要为之付出生命的代价，行之有效的处理方式可以将风险降到最低。

气套管滑脱通常是由于气管套管的固定带较松导致的。在日常生活中，我们要每天检查患者气切套管固定带的松紧，以一指为宜，不可随意更换或者放松系带，防止套管脱出。同时保持气切套管位于气管正中的位置，防止移位、歪斜，更换气切处纱布敷料时要动作轻柔，避免牵拉、拖拽。患者如果呛咳明显时，可以用手轻轻扶住气切套管的两翼，防止因剧烈呛咳造成套管移位或者滑脱。一旦气套管滑脱，应该及时就近就医，重新置管，切勿自行将气套管重新插回气切口，以免造成二次伤害。有条件的家庭最好可以配备血氧饱和度检测仪，随时监测患者的氧饱和度，以便及早发现异常。

48 如何防止气切口被痰液堵住？

　　咳咳咳，总是有咳不完的痰，这是大部分气管切开患者的感受。气管切开后气流绕过了鼻、咽通道，从气切口直接进入人体，造成气流加温、加湿不足，痰液变干，黏稠的痰液容易结痂，堵塞气道。同时气切口每日的水分蒸发量可达800 ~ 1000毫升，如果患者长期入不敷出，也容易导致痰液结痂，堵住气切口。为了防止气切口被痰液堵塞，可以从以下几个方面做好护理：

　　（1）保持合适的温湿度，室温控制在18℃ ~ 20℃，湿度在50% ~ 60%。每日上、下午各开窗通风1次，每次30分钟，保持室内空气湿润、新鲜，有条件的家庭也可以适当使用湿化或保湿装置。气切套管外口可以覆盖1 ~ 2层轻薄的湿纱布，利于气道湿润。

　　（2）鼓励患者进行自主有效排痰。多下床活动，促进痰液排出，不能下床活动者，应在床上进行功能锻炼。推荐一种主动排痰功能训练，患者取站位、坐位或半坐位，右手掌放于胸部或腹部，左手拿清洁纸巾，并将纸巾罩住气管导管。嘱患者先轻轻咳嗽 4 ~ 5 次，紧接着深吸一口气，用力咳嗽，咳嗽中口唇紧闭。同时，右手掌按压胸或腹部，按压频率与咳嗽频率一致，增加气流的冲击力，促使痰液从导管内咳出。卧床患者勤翻身拍背，拍背时使用空心掌，由外向内，由下向上叩击背部。一边拍背，一边教患者有效咳嗽，排出痰液。

（3）定时按需清洗消毒气切内套管，每天 2 ~ 3 次，根据患者痰液情况可酌情增减清洗次数，保持气切口清洁，防止痰液积聚堵塞气切口。

49 气管切开患者居家社交如何实现？

我来解答

由于种种原因，有些患者在医院不能顺利拔除气切套管，被迫长期戴管以保证生命安全。这类患者不仅忍受着躯体上的痛苦，心理上也备受煎熬，暂时性的失声，使他们极易产生焦虑、孤独的情绪，需要得到更多的关注和照顾，也需要重新回归社会，提高生存质量。面对这样一个特殊的群体，如何帮助他们实现居家社交？

（1）提供合适的沟通工具，鼓励患者积极主动参与日常交流，表达需求。比如写字板、手机、沟通卡片等，但并非所有的患者都具备写字的能力，沟通卡片内容也不一定全面，所以这些辅助工具都有一定的局限性，而眼控仪可以轻松解决这些问题。眼控仪是一种可以用眼睛代替鼠标和键盘完成独立上网、打字和沟通的电子设备，同时它自带看护系统和警报功能，可轻松表达身体各部位出现的痛、痒、酸、麻等不适状态，还兼备娱乐功能。利用眼控仪，患者可以进行无障碍沟通，也能通过网络和更多人交流。

（2）鼓励患者表达情感，保持良好心态。气管切开手术给患者的生活带来诸多不便，患者经常会有各种负面情绪，我们要引导其及时发泄自己的情绪，表达需求，释放压力。鼓励患者与他人建立社交关系，在社交活动中，通过与他人的交流、互动，增进彼此的了解和信任，从而建立真诚的友谊和互助关系。这不仅有利于缓解他们的心理压力，还有助于提高生活质量。鼓励患者积极调整心态，勇敢面对生活中的挑战。

（3）合理安排生活，满足生理需求。根据身体状况适量进行有氧运动，如慢跑、散步等，以增强心肺功能，注意劳逸结合，保证充沛的精力。保持良好的睡眠质量，确保充足的休息时间，有助于体力的恢复。培养健康的饮食习惯，保持营养均衡，避免暴饮暴食，有利于术后身体的恢复。

总之，气管切开患者居家社交过程中需要保持良好的心态，合理安排生活，适当进行运动与休息，积极参与社交活动，通过以上措施，有助于气管切开患者在居家环境中顺利地进行社交活动，提高生活质量。

50 气管切开套管拔除后，局部伤口需要缝合吗？

我来解答

　　对于气管切开的患者而言，当其手术伤口愈合良好、颈部肿胀消退等影响患者呼吸的病因、诱因得到良好控制后，患者自主咳嗽排痰能力、自主呼吸能力良好，即可考虑拔除气套管。气切套管拔除后，在颈部会暴露瘘口（窦道），关于瘘口（窦道）是否需要缝合各执其说，很多人认为伤口进行缝合后会愈合得更快，真的是这样吗？事实上，通常情况下，拔管后局部伤口不需要缝合，用蝶形胶布将气切口两侧皮肤对合拉紧，保持伤口局部清洁干燥即可，1～2周气切伤口便能自然愈合。在此期间，尤其需要注意的是，当患者咳嗽或讲话时，务必用两根手指末端压紧气切口，防止气体从此漏出，对新愈合的伤口造成冲击，从而影响伤口的愈合。拔管恢复期，观察伤口有无红肿、化脓等感染征兆，注意防止异物掉入或误吸至气道。饮食清淡，不喝酒，不熬夜，保持心情舒畅。当然瘘口（窦道）愈合时间因人而异，与患者自身存在很大关系，尤其是术区伤口组织、营养状态和体质等。对于术后切口组织和营养状态较差的患者，瘘口（窦道）愈合有的可能需要一个月或更长的时间。对于这类患者，气套管拔除后则考虑缝合。缝合时需将气切口周围皮肤切除，再分层缝合，瘘口（窦道）才能真正生长。如果患者气道分泌物较多，吞咽能力较差，则暂不考虑缝合，需要观察一段时间，等后期分泌物逐渐减少，具备一定的咳痰能力后再考虑缝合。所以，气切套管拔除后，局部伤口愈合时间存在很大的个体差异性，短时间瘘口（窦道）没有完全闭合也很常见，不必过于担心。局部伤口是否需要进行缝合，要结合多方面的因素，根据患者的实际情况综合考量。

51 气管切开患者，该如何练习发声？

临床上经常会看到气管切开后的患者无法正常发声交流了。这是因为我们发生的过程是由于气流从气管进入喉部，经过声带的振动，产生声音，声音经过咽部和口腔的共鸣和语音系统的调整，形成语言。气管切开后，由于气管与喉部之间的通道被打开，造成气流改道从气管切开处流出，且由于气切套管末端开口位于声带之下，如果气囊是在充气的状态下，患者呼吸时产生的气流只能通过气切套管出入，气流无法到达声带，所以病人不能说话。如果将气囊放气，患者呼吸时产生的气流绝大部分通过气切套管出入，仅有少量气流会从套管气囊周围流出，到达声带，但由于气流太弱，患者仍然无法正常发音。然而绝大多数气管切开的患者都有沟通表达的需求和欲望，他们都希望能够重获新"声"。

那怎样才能帮助气管切开的患者打破无声世界的沉默呢？简单的做法，就是将一次性硅胶气切套管气囊的气放掉，然后用活塞堵住气切口，这样气流就能通过气切套管与气管壁之间的缝隙，上行的气流通过引发声带震动发声。然而，有很大一部分患者却不能耐受气囊放气，因为吸气的通道忽然变窄，原来可以通过宽敞的气切导管口获得足够的气流，现在只能在"狭缝"中"呼吸"。怎样既能使病人获得足够的吸气气流，又能让病人说话？这个问题困扰了很多临床医务工作者，而语音阀（说话瓣膜）的诞生彻底解决了这一难题。语音阀（说话瓣膜）是一个单向通气的硅胶阀，连接气切套管后，患者吸气时单向瓣膜开放，氧气和空气进入气道；呼气时瓣膜关闭，防止气流从气切套管口流出，而只能通过气切套管与气管之间的缝隙，经过声带，从口鼻腔呼出，从而使患者发音。使用语音阀时，患者必须能够耐受气切套管的气囊完全放气。对于更换了金属气切套管，又能够接受完全堵管的患者，用纱布或用手、用活塞堵住气切管口，发音即可，由简单到复杂，由封闭式提问到开放式提问，循序渐进。

52 气切处伤口该如何护理？

我来解答

口腔颌面头颈肿瘤因肿瘤生长部位的特殊性，手术大多涉及口底、口咽、舌、颌骨、颈部等区域，为了维持有效的呼吸，术中往往需要进行预防性气管切开术。气切切口一般分为横切口和纵切口两种，纵切口由于术后瘢痕明显，所以在临床上已逐渐被横切口所取代。气管切开伤口因很容易被痰液及分泌物污染，加之气管套管的刺激，如果护理不当则很容易发生感染。

气切处伤口的护理在患者术后护理中举足轻重，应做到以下几点：

（1）观察患者气切处伤口敷料是否有渗液、渗血及痰液，根据敷料污染程度，决定更换次数，常规每天更换1～3次，如潮湿、污染时应及时更换。

（2）更换敷料时患者尽量平躺或半坐，头略后仰，保持室内空气清洁，温湿度适宜。

（3）照护者清洗双手，戴手套。用镊子或血管钳取下污染敷料，对有粘连的伤口，可用水湿润后轻轻揭去，以免损伤周围组织。注意观察外套管是否妥善固定，防止更换时外套管不慎脱出。

（4）用消毒棉签或棉球，以气切伤口为中心，顺时针消毒切口周围皮肤2遍，由内向外（感染伤口由外向内），消毒范围不小于15厘米。

（5）消毒液待干后，取一块无菌"Y"形纱块或医用泡沫敷料，由下至上缓慢置于切口处，开口处重叠，平整，舒适，并妥善固定。

（6）调整固定带的松紧度，以一指为宜。

（7）套管口处覆盖 1 ~ 2 层无菌纱布防尘防异物。

53 气管切开患者，进行雾化治疗的目的是什么？

　　由于气管切开手术会使进入患者体内的气体缺乏上呼吸道的湿化功能，导致呼吸道黏膜干燥，痰液变干、变黏，难以排出，从而影响呼吸。雾化吸入作为气管切开后的一种常规治疗手段，可以有效地解决这些问题，对于气切患者来说，雾化是非常必要和重要的。首先，雾化吸入可以使气道保持相对湿润的状态。气切患者通过气管导管进行辅助呼吸，在这个过程中，呼吸道容易变得干燥，导致痰液黏稠难以排出，从而影响呼吸道的通畅性和呼吸功能。雾化治疗可以通过将水分子分散成微小颗粒，然后将这些颗粒通过呼吸系统送入气道，从而增加气道的湿度，使痰液变得稀薄，更容易咳出。其次，雾化吸入还可以有效防止或治疗气道、肺部感染。雾化治疗可以将药物直接送入呼吸道，使药物在局部与各种致病菌拼杀奋战，发挥杀菌消炎的作用，从而控制感染。同时还可以清除呼吸道内微生物，排除异己，减少细菌的滋生和传播。最后，雾化吸入还可以减轻患者咳嗽、咳痰、胸闷、气短、呼吸困难等呼吸道痉挛的症状。总之，雾化治疗是气切患者呼吸道管理的重要一环。

54 气管切开患者如何正确进行雾化吸入？

我来解答

雾化吸入是应用雾化装置将药液分散成微小的雾滴或微粒，使其悬浮于气体中，再随着自然呼吸经鼻或口吸入呼吸道，从而达到湿化气道、稀释痰液、消除炎症、缓解呼吸困难的目的。雾化吸入直接作用于气道黏膜，其靶向性强、起效快、疗效好、安全性高、不良反应小、无创伤、无痛苦、操作简便，临床上应用广泛。常用的雾化吸入方法包括超声雾化吸入法、氧气雾化吸入法和手压式雾化器雾化吸入法，其中超声雾化吸入法是居家雾化常用的一种。

■ 雾化吸入前：①雾化吸入前 30 分钟请勿进食，避免雾化时药物刺激咽喉部引起恶心、呕吐等不适症状。②加强拍背，鼓励患者自主咳痰，及时清除气道的痰液，保持气道通畅，有利于雾化药物顺利到达呼吸道，使药效得到充分发挥。③清洁气切口，切勿涂抹油性面霜或药膏等，避免药物吸附于皮肤表面，造成药液浪费。

■ 雾化吸入时：①尽可能保持半坐位或坐位，有利于胸腔扩张，通畅呼吸。②将装有雾化药液的雾化装置放于患者的气切口，指导鼓励患者进行深而慢的呼吸，吸气末梢停片刻再呼气，使药液充分沉积在呼吸道深部而发挥疗效。

■ 雾化吸入后：①及时清洁气切口周围皮肤，避免因药物残留引起真菌感染和皮肤表面损伤。②再次拍背，促进痰液有效排出。③用温水清洗雾化器，甩出多余水分晾干备用。

55 雾化吸入常见的不良反应有哪些？如何预防？

我来解答

随着医学的深入发展，疾病的治疗方式也越来越多元化，其最终目的都是消灭疾病，并将因疾病带来的损失降到最低。所以不管使用什么样的"长枪短炮"，都是两害相权取其轻。

雾化吸入因其直接作用于局部而发挥作用，无创且操作方便，老少皆宜，越来越多的患者愿意接受这种治疗方法，其在预防和治疗呼吸系统疾病的过程中起到了重要作用。但任何事物都是双刃剑，雾化吸入作为一种辅助治疗的利器也有两面性。雾化吸入有哪些常见的不良反应？又该如何预防呢？

（1）感染。预防措施：①每次雾化结束后，用消毒湿巾擦拭雾化器主机，雾化面罩或口含嘴专人专用，使用后及时清洗晾干。②如口内出现白色颗粒状物质，则有可能继发真菌感染，可用 2% ~ 4% 的碳酸氢钠溶液漱口，或用 2.5%

制霉菌素甘油涂于患处，每日 3 ~ 4 次。此外，也可用 1%的双氧水或复方硼酸液、10% 的碘化钾溶液漱口。③多吃富含大量维生素的食物，如番茄、橘子等。

（2）呼吸不畅。预防措施：①雾化时尽量选择半坐位或坐位，以利于呼吸。拍背，鼓励患者咳嗽，促进痰液排出，保持呼吸道通畅。②多吃营养丰富的食物，加强营养支持，增加患者呼吸肌的储备功能。③选择合适的雾化器，严重阻塞性肺疾病患者不宜用超声雾化吸入，可选择射流式雾化器，吸入时间应控制在 5 ~ 10 分钟，及时咳出气道痰液，以免阻塞呼吸道，引起窒息。

（3）缺氧及窒息。预防措施：①雾化前后及时咳出气道分泌物，防止痰液堵塞气切口。②根据患者的情况选择合适的雾化器和雾化时间。③如果在进行雾化吸入时出现强烈的窒息感，头晕、头痛、胸闷、气短、口唇皮肤发紫等缺氧症状时，立即停止雾化，必要时及时就医。

功能康复篇

6

56 "有口难开"的痛苦，口腔肿瘤患者为什么会出现张口困难？

我来解答

口腔肿瘤患者发现嘴巴张不开，甚至用力张口后有些疼痛，这种现象被称为"张口困难"，通俗地讲，就是嘴唇再用力，牙口也不能自由的张大了。说话、吃饭都受到了一定的限制。研究表明口腔颌面头颈肿瘤患者张口受限的发生率 10% ~ 50% 左右，那么出现张口困难的原因有哪些呢？肿瘤侵入周围的口腔开合肌群，这些肌肉控制着开口活动，一旦受到破坏，就可能导致开口受限。手术是治疗口腔肿瘤的主要手段之一，在手术中可能涉及切除肿瘤及一部分周围肌肉组织。当组织愈合时，可能会发生收缩，随之出现疤痕化，这可能在口腔周围留下瘢痕组织，从而限制了口腔的张口范围。放疗也是口腔肿瘤治疗的一种常见手段。然而，在使用高能射线杀伤肿瘤的同时，也可能伤害正常口腔组织，导致口腔内软组织和肌肉纤维化，使得口腔结构失去原有的弹性，导致口腔的开闭功能受限。

不同程度的张口困难影响了患者的进食、口腔卫生、语言交流，严重降低了患者的生活质量，使一部分患者产生抑郁焦虑的心理。那么，我们怎么评定是否出现了张口困难呢？正常人的张口度约自身食指、中指、无名指三指合拢的宽度，平均约为 4 厘米，张口度小于正常值即为张口困难。可分为 4 级：

● 轻度张口受限（可放两指，约 2.5 ~ 3.5 厘米）；

● 中度张口受限（可放一指，约 1.5 ~ 2.5 厘米）；

● 重度张口受限（不足一指，约 0.5 ~ 1.5 厘米）；

● 完全张口受限（牙关紧闭或 < 0.5 厘米）。

因此无论出现什么原因导致的张口困难，我们都应该引起重视，坚持康复锻炼。具体的方法分主动锻炼和被动锻炼。

■ 主动锻炼：

（1）张口法：口腔迅速张开、然后闭合，张口到最大限度，然后停 5 秒，再闭口，每次练习 2 ~ 3 分钟，每天 3 ~ 5 次。

（2）叩齿：上下牙齿轻轻叩打或咬牙，每天 2 ~ 3 次，每次 100 下左右，充分锻炼咀嚼肌，预防其纤维化。

（3）手指掰开法：用纱布包住左手拇指和右手食指，分别放置于上下门牙上，轻轻分开上下颌骨，每次练习 5 次，每次保持 20 秒。

■ 被动锻炼：

支撑法：根据开口情况选择适当厚度的楔形硅胶塞或阶梯形木块做开口器，开口练习时，将比较窄的一端置于磨牙区（注意不是前牙区）之间，交替支撑锻炼。每天 3 ~ 4 次，每次 2 ~ 3 分钟。

57 什么是腭护板，适用于哪些患者？

我来解答

腭护板是腭部手术以后，用以覆盖创面的临时性护板。传统的腭部手术常需在创面内放置碘仿纱条，病人不仅会感觉有强烈的口腔异味，舒适度下降，且碘仿纱条易潴留食物残渣，时有术后并发症发生。使用腭护板取代碘仿纱条，可以利用腭护板的压迫创面作用，减少了术后出血，且腭护板光滑，紧贴软腭创面，形成了"假腭"现象，食物残渣不易滞留，从而减少伤口感染机会，且病人感觉舒适，佩戴腭护板后，还可以解决患者面部软组织塌陷，发音不清，吞咽困难，进食呛咳，口鼻相通等问题。那么我们什么时候制作腭护板呢？一般在患者手术前就开始制作腭护板，手术出院后立即戴入腭护板，可保护手术区创面，免受唾液和食物的污染；术后 7 ~ 10 天拆口内填塞的纱条线或打包时，将腭护板在口内直接改制成暂时性阻塞器，可减少瘢痕的挛缩，减轻面部畸形的程度，及早恢复部分的生理功能，对患者起到了一定的安慰作用；手术后 2 个月，待创面完全愈合，即可为患者制作永久性修复体。在佩戴腭护板期间我们的护理中需要注意什么呢？当腭护板浮于创面或腭护板边缘有新鲜血液渗出，应考虑创面是否持续出血。每次进餐后用漱口水漱口，保持腭护板清洁。

58 什么是颌骨囊肿塞治器？

我来解答

在介绍颌骨囊肿塞治器前我们先了解一下什么是颌骨囊肿。颌骨囊肿是发生在颌骨上的囊性（空腔样）病变，囊腔内可以是囊液或半流体样的东西。就好像一个包裹着水的气球一样，气球内就是囊液、角化物等，气球的那一层皮就是囊壁。颌骨囊肿患者早期无自觉症状。多数患者就诊时，口腔全景片显示，囊腔较大，有部分波及一些重要结构（恒牙胚、鼻腔、神经等），甚至破坏颌骨骨质。对于大型囊肿，传统手术常进行颌骨截骨术。但创伤较大，易引起外观畸形和咬合障碍等。随着医学发展对囊性病变机制的认识，目前临床更多采用颌骨开窗减压术，即在术区开窗（打个小洞），便于囊液持续引流，解除囊腔压力，保持囊肿与外界相通，且定期通过开窗口，使用生理盐水或冷开水对囊腔进行冲洗，之后定期复查，静待成骨细胞慢慢修复，囊壁组织慢慢向心性收缩。此方法可缩小病变范围，恢复颌骨外形，降低重要结构的损伤风险。颌骨囊肿塞治器就是囊腔开窗减压术后为了阻挡囊肿开窗过早愈合而制作的一种修复体，这种塞治器封闭了创口，使囊肿造口不会快速闭合，从而促进了新骨生成。与腭护板类似，术后 7 ~ 10 天抽口内纱条或拆口内打包并制作塞治器模型，2 周后行硅橡胶囊肿塞封闭创口，囊肿塞佩戴时间为 6 ~ 18 个月。每次餐后取下塞治器清洗干净，并用生理盐水冲洗囊腔，冲洗干净后立即佩戴，每天 3 ~ 4 次。若塞治器出现松动、压痛时及时复诊，保持口腔清洁，每 3 个月复查一次。

59 为什么有些患者行颈部淋巴结清扫术后，会出现同侧肩膀抬不起来？

我来解答

很多患者复诊时，会疑惑，我只是做了个口腔手术，怎么回家休息一段时间，肩膀会抬不起来呢？患者可能不知道，为了降低肿瘤复发和转移的风险，手术医生在切除原位病灶的同时，根据肿瘤的大小、种类、恶性程度，会进行不同方式的颈部淋巴结清扫。颈部淋巴结清扫术是口腔癌常见的手术方式之一，简称颈清。颈清术后，约有 20% ~ 60% 的患者会出现肩部疼痛和肩颈综合征。其发生的原因是颈清术中对于副神经不同程度的损伤。如果神经只是在术中短暂损伤，通常数月内肩颈症状能自行恢复。如神经切除，肩部肌肉会逐渐变小、变弱。临床表现为垂肩，肩向前内侧移位，耸肩不能或耸肩无力，手臂外展受限，上举困难，严重时手臂外展不能达到水平面，上肢高举不能过头。目前的康复手段可大致分为主动锻炼和被动锻炼。

主动锻炼：

通常要求患者从患肢远端向近心端锻炼，并逐渐增加锻炼的强度。促进患肢消肿，防止肢体废用性肌萎缩。患者术后 1 ～ 3 天，指导患者活动患侧手部，做握拳动作。4 ～ 7 天，主要锻炼上肢的伸屈运动，每次 5 ～ 10 分钟，每组 10 次。进行肌肉的拉伸，促进血液循环。术后 1 周或拔除引流管后指导患者做患侧或双侧的肩关节环绕、耸肩、前举，后伸，上举，侧举，每项运动 3 次 / 日，5 ～ 10 分钟 / 次。术后 2 周进行颈部运动，前 – 后 – 左 – 右旋转，角度约 30 度，开始动作缓慢不宜太用力，颈部肌肉尽量放松，后期可逐渐增加运动幅度。

术后 1 个月加大上肢活动范围，建议运动方法如下：

（1）爬墙运动。侧面爬墙运动方法：患侧身体侧身对墙站立，身体与墙体保持 20 ～ 30 厘米的距离。患侧上肢尽可能沿着墙壁，缓慢向上做爬墙动作，到达肢体耐受极限后，可停留 10 秒。或做下蹲动作，协助肩关节打开。整个过程中，确保身体保持直立。每天训练 3 ～ 5 次，在机体耐受范围之内，每次反复多次。正面爬墙运动方法：正面对墙站立，脚尖离墙面 15 ～ 20 厘米，动作同侧面爬墙运动。

（2）上肢钟摆训练：顺时针及逆时针做画圈动作，每天训练 5 次，每次持续 1 ~ 2 分钟，不引起手术一侧肌肉疼痛为宜。术后 2 个月开始进行力量负重或阻力对抗训练，尝试在手臂垂直或水平状态下提举 2 ~ 3kg 的重物。

（3）力量对抗训练：使用瑜伽带，进行屈臂提拉、双臂平举开胸、枕后双臂侧屈拉伸动作。每次 15 ~ 20 下，每组 2 次。每天坚持 2 ~ 3 组。

■ **被动锻炼：**

被动锻炼主要指的是患者不能自动运动，需要外力协助进行锻炼，以达到缓解肩颈部不适症状。

（1）推拿：术后 3 ~ 5 天的患者，每天 1 次，每次 15 ~ 20 分钟；对术后 6 ~ 10 天的患者采用理筋整复、松解粘连、恢复关节功能的手法，每天 1 次，每次 20 ~ 30 分钟。需要专业康复师进行操作。

（2）中医针灸方法用于治疗接受颈淋巴结清扫术后发生的肩部疼痛与功能障碍。

60 游离腓骨皮瓣移植修复术后，即使供区康复了，也不能跑步吗？

我来解答

腓骨游离皮瓣是一种可靠的重建选择，也是主要方法。

适用于下颌骨肿瘤、外伤、炎症、放射性骨坏死等各种原因造成下颌骨不同程度的缺损。因为腓骨的大小和长度、硬度及厚度都与下颌骨的一致性较为匹配。

虽然高超的外科手术修复技术，提高了患者的生活质量，但对于贡献了小腿处的腓骨，人们对小腿的功能还是存在很多顾虑和疑惑。在人体骨的构造中，下肢的骨组织中腓骨较为细小，相对于胫骨来说腓骨为非负重骨组织，不参与膝关节的组成。腓骨平均长度34厘米，可切取的最大长度为25厘米，能满足大型下颌骨缺损的需要。切取后的剩余骨组织并不会影响下肢的日常运动和踝关节的稳定性。因此术后康复了，在医生的指导和建议下，是可以进行跑步的。然而任何手术都存在风险和并发症，术后，供区踝关节将出现肿胀、关节内翻、外翻等功能受限。早期下床可能会出现行走困难，疼痛和腿无力等。所以早期开展功能锻炼是游离腓骨瓣移植术后最常见的康复训练。

具体方法：

（1）关节运动（术后3～5天）：①勾脚训练，患者取卧位，将患侧的腿放平伸直，脚趾用力上勾及下压。勾、伸达到极限后，每个姿势保持10～15秒。然后缓慢放松5秒。每套动作15～20次为1组，每日3～4组。②环绕动作：以踝关节为中心，脚趾带动脚掌做360度旋转，尽力保持动作幅度最大，每次3～5分钟，每天3～5次。

（2）肌力训练（术后6～8天）：①直腿抬高训练，

患者取仰卧位，绷紧大腿前方肌肉，尽量伸直膝关节，抬高下肢，做到下肢离床距离 10 ~ 20 厘米。保持 5 ~ 10 秒，缓慢放下。放松 5 秒后，继续以上动作，每组 15 ~ 20 次，每天 3 ~ 5 组。②屈膝锻炼，患者取仰卧位，用力将患侧膝关节屈曲，尽量贴向胸部。再用双手环绕膝关节下方，将曲膝姿势固定 5 秒 ~ 10 秒，动作需轻柔，然后逐渐伸直膝关节，重复进行 10 次 ~ 20 次。每天 3 ~ 5 组。

（3）步态训练：术后 7 天后下床活动，可挂拐杖或使用助步器，在平底行走，根据实际情况，患肢先脚尖着地，逐步过渡到全脚掌着地。每次 10 分钟，每日 3 次，术后 2 周后可适当地进行爬楼训练，改善步态。

（4）平衡训练：术后 2 个月可进行患肢单腿站立，每次 10 ~ 15 分钟，每日 3 次，以提高身体的平衡稳定性。循序渐进，可进行快走，慢跑等动作。

61 舌头手术后，说话不利索怎么办？

我来解答

　　舌癌是口腔癌中发病率恶性程度最高，转移最早，愈后最差的癌肿之一，发病率约占 31.6%，严重影响患者的生命健康，手术治疗仍然是目前最主要的治疗方式。舌癌根据肿瘤的大小和部位，手术方式可分类为舌部分切除术，半侧舌切除术和全舌切除术。舌部分切除术是部分切除舌就可以，切除的面积较小，通常不会影响进食，吞咽和发音等功能。半侧舌切除和全舌切除是肿瘤侵犯程度较大，需切除一半的舌体或连舌根切除，这样术后会导致不同程度的舌体缺损，舌神经改变，引起语言功能障碍，虽然游离组织移植重建术可以减少瘢痕挛缩和组织牵连，但是舌的活动度和感知力、说话的清晰度依然受影响。

因此，术后可以指导患者进行语言功能锻炼。

（1）肌肉锻炼：术后 14 天开始建议做伸舌，缩舌锻炼。将舌头进行上下左右前后方向分别做水平，后缩，抬高，侧方即弹响舌等训练，无法自主运动者，可用纱布包裹舌头，引导被动运动。

（2）发音练习：鼓励多发"t""d""ch""sh""k"等音节，锻炼舌，软腭之间的协调性及侧面接触。对照正常发音时的口型，唇、齿、舌运动的位置和镜子纠正自己的发音，发音训练由元音到辅音，由单音逐渐过渡到词句，短句，在读准每个音节的基础上，语速由慢到快，逐步接近正常人，同时进行会话，增加口语交流能力。

（3）语速锻炼：患者说话可以一个字一个字表达，尽量做到吐字清晰，长时间的练习，可达到言语清晰利索。

62 颌骨囊肿刮治术后，什么时候可以进行种植牙？

 我来解答

　　颌骨囊肿是颌骨良性病变中最常见的疾病，它分为牙源性囊肿和非牙源性囊肿以及血外渗性囊肿等。其中牙源性囊肿最为常见，例如炎症引起的根尖囊肿，发育性的含牙囊肿、角化囊肿等；非牙源性囊肿发病率不高，主要为球上颌骨囊肿，血外渗性囊肿更为少见。颌骨囊肿呈膨胀性生长，囊肿的持续增大可造成周围骨质吸收，骨皮质变薄或穿通，可引起牙齿松动、移位及面部畸形，继发感染时出现疼痛或感觉障碍。颌骨囊肿的治疗方法最常用的是囊肿刮治术；然而颌骨囊肿的患者会因为手术和病变的影响，可能导致部分牙齿的脱落、缺失或者拔除，术后如果要恢复良好的咬合功能，种植牙是重要的解决方法之一，但是因为颌骨囊肿造成了颌骨的破坏，术后的恢复时间会比较长，在此期间因为局部的颌骨不是健康的骨头，不能承受我们种植牙根的力量，所以一般同期是不能种牙的，需要在囊肿刮治术后，局部的骨质得到一定程度的恢复，一般 1 ~ 2 年以后方可进行种植牙。有些特殊情况下，尤其是前牙区的囊肿，为了保证骨恢复，保证骨头的高度、宽度、质量，在刮治囊肿的时候可以进行局部的植骨，通过植入人工骨或自体骨促进局部骨质的恢复。一方面是保证术后能够进行种植治疗，有良好的种植效果，另一方面能够加快局部骨质恢复，能尽早完成种植治疗。所以囊肿刮治术后需要颌骨得到一定程度的恢复和重建才能进行种植修复。

63 腮腺肿瘤术后面神经损伤该如何进行康复干预？

我来解答

腮腺肿瘤是头颈部常见肿瘤，约占涎腺肿瘤的 80%，其治疗方法以手术为主，由于腮腺解剖上与面神经的特殊关系，腮腺肿瘤切除术后，面神经功能损伤发生率与手术方式、面神经解剖方式、病变性质、肿瘤位置以及手术次数等密切相关。如果面神经功能损伤，那么就会出现眼睛闭合不全、口角歪斜、鼓腮漏气等表现，就是我们通俗说的"面瘫"。对患者造成生理及心理上的创伤，影响患者的生活质量。其实大家不用担心，大多数的面瘫都是暂时性的，一般 3 ~ 6 个月康复。但万一手术需要切断面神经，那就会造成永久性的面瘫。

对于面瘫，坚持面部肌肉锻炼是非常重要的。

（1）主动锻炼：早期可进行主动锻炼，包括抬眉、皱眉、闭眼、耸鼻、示齿、努嘴、鼓腮 7 个环节。

（2）被动锻炼：等手术伤口完全愈合后，可以进行被动训练，例如双手拂面、捏患者额部、推擦太阳穴、轮刮眼睑、揉四白穴、推擦地仓穴、掌揉颊车穴、揉按翳风穴 8 个环节。

以上环节可以对着镜子操作，早中晚各一次，每节坚持 1 ~ 2 分钟，每次坚持 15 ~ 20 分钟。即便是永久性面瘫，虽然不能完全康复，也可以通过以上的锻炼延缓肌肉萎缩。

居家护理小贴士：

（1）日常护理：注意面部的保暖，外出时可戴口罩围巾；洗脸时避免冷水洗脸，避免直风冷吹，注意天气变化，预防感冒，注意休息。

（2）面部护理：患侧面部用湿热毛巾外敷，水温 50 ~ 60 度，每日 3 ~ 4 次，每次 15 ~ 20 分钟，并于早晚自行按摩患侧，按摩用力应轻柔、适度、持续、部位准确。

（3）眼部护理：由于眼睑闭合不全或不能闭合，瞬目动作及角膜反射消失，角膜长期外露，易导致眼内感染，损害角膜。因此在睡觉或外出时应佩戴眼罩或有色眼镜，并用抗生素滴眼液滴眼，眼膏涂眼，以保护角膜及预防眼部感染。

（4）口腔护理：由于面瘫患者咬肌无力，进食时容易塞食物残渣，进食后要及时漱口，避免口内患侧颊齿间残渣残留。

64 口腔肿瘤术后为什么会饮水呛咳?

我来解答

　　饮水呛咳是指饮水时或饮水后随即出现咳嗽反应的现象，主要是因为水流入气管中所导致的。当我们饮水过快或者饮水时说话，由于吞咽启动后会厌组织来不及闭合，而导致水误入气管，那么我们身体的自我保护机制启动，就会有咳嗽反射，将水咳出。目前临床上针对口腔癌，大多是通过扩大切除病灶加皮瓣转移修复术予以治疗的，然而手术及术后放疗会造成相应口腔解剖解结构或神经功能的损害，发生不同程度的吞咽障碍，其发生率为 40% ~ 50%。由于各种原因导致口腔运动功能减弱、吞咽动作不协调、吞咽反射启动延迟或者会厌软骨不能封闭咽与气管的通路，导致水进入气管黏膜，使机体做出反射，引起咳嗽反应。

　　如何判断是否存在饮水呛咳呢? 我们可以借助洼田饮水试验判断呛咳的情况。

　　洼田饮水试验评定标准：

　　坐位，喝 30 毫升温开水，观察所需时间和呛咳情况。

　　1 级：正常，能顺利一次将水喝下。

　　2 级：可疑，分两次以上，但不呛咳喝下。

　　3 级：轻度异常，能一次喝下，但有呛咳。给予指导自行吞咽训练。

4 级：中度异常，分两次以上喝下，但时有呛咳。给予吞咽训练及指导自行吞咽训练。

5 级：重度异常，频繁呛咳。但不能全部喝下，给予留置胃管。

■ 如何预防饮水呛咳？

（1）尽量避免使用吸管喝水：吸管需要口腔用力抽吸，不易控制一口的量。

（2）注意饮水姿势：卧位：床头抬高 30 度，头稍微低，避免喝水时头后仰。端坐位：半坐在床上或椅子上都可，每次一口量保持在 5 毫升左右，使用勺子饮水。

（3）使用增稠剂：在水、牛奶、汤、果汁等液体中加入增稠剂，调整食物为糊状，增稠后的水流经咽喉部时速度会变慢，不容易进入气管，即可避免咳嗽。

（4）应用气道保护手法：例如声门上吞咽，深吸一口气后屏住气，将食团放在口腔内，保持屏气状态同时做吞咽动作，吞咽后立即咳嗽。

放疗、化疗
知识篇

7

65 放疗后为何口干难耐，该如何有效缓解？

我来解答

　　我们患者在放疗后反应会有口干、嘴巴干、喉咙干的现象，每天水杯不离手。很多患者调侃自己就像"一条不能离开水的鱼"。放疗后出现的口干现象在医学上称为"放射性口腔干燥症"，是指接受放疗的头颈部肿瘤患者因其唾液腺（包括腮腺、颌下腺和舌下腺）受到照射后发生损伤，使唾液分泌的数量、性质和成分改变，并引起一系列相关症状，如口干、口角干裂等，反应严重者甚至出现吞咽、咀嚼、交谈困难、睡眠障碍、味觉异常或减弱、龋齿及口腔真菌感染等。我们正常人的唾液是由腮腺、颌下腺、舌下腺以及分布在口腔的小涎腺分泌，保持口腔湿润，帮助食物消化。口腔肿瘤患者，放疗以后会照射头颈部，引起上述腺体的损伤，导致不能分泌足够的唾液，唾液变得少而黏稠，进而造成了口干，加上涎腺腺泡细胞对于辐射极为敏感、非常容易受损，2Gy辐射剂量即可引发腺泡细胞大量死亡。口干的症状一般在放疗开始就会出现，放疗结束半年至一年腺体功能才能部分恢复，部分患者口干症状延续多年甚至伴随终身。

如何预防或者减轻放疗引起的口干症状，我们在日常生活中可以从以下几个方面进行护理：

（1）饮食护理：患者在治疗过程中随身携带水杯，少量多次饮水，多吃一些富含维生素的食物和水果，如新鲜蔬菜、梨、西瓜等；还可冲泡一些生津、去火的凉茶，如胖大海、麦冬、菊花、绿茶冲泡服用；避免辛辣刺激的食物、避免饮用可乐、雪碧等过甜的饮料；在进食较干的食物如饼干、馒头时可以先用牛奶等先浸润，待软化后再食用。

（2）口腔护理：由于唾液分泌减少，口腔自洁能力下降，容易发生龋齿及口腔感染，每日餐前、餐后及睡前使用含氟牙膏及软毛牙刷进行漱口，防止细菌繁殖，并每月更换新牙刷。遵医嘱适当使用漱口液含漱，每次漱口持续 3～5 分钟。将漱口水含在口内，闭口，鼓动两颊部及唇部，利用漱口水不停地翻动来反复冲洗口腔内各部位，保持口腔湿润的同时可清除口腔内的食物残渣。平时可咀嚼无糖口香糖，可刺激唾液流量同时刺激味觉和触觉。

（3）人工唾液：人工唾液是通过科学方法依据人体代谢产物的唾液而研制的一种人工配置溶液，化学成分与人体的唾液比较接近，可有效缓解口干症状。人工唾液可以制成不同的浓度，如凝胶、喷雾剂或漱口水。如果口腔干燥症严重，凝胶性质的替代品可以提供夜间缓解，同时天气干燥时使用空气加湿器，保持室内相对湿度在 70% 左右。白天建议使用具有较少黏性的替代品，如喷雾剂。

66 放疗后放射区皮肤色素沉着、干燥脱屑该如何护理？

我来解答

放疗由于射野复杂、照射面积大、剂量大和时间长的特点，导致了照射区域的皮肤容易萎缩变薄，软组织纤维化，局部毛细血管扩张，从而导致皮肤瘙痒、色素沉着甚至皮肤脱屑，严重者出现局部皮肤水肿、起疱、溃破、糜烂，令很多患者苦不堪言。上述一系列的放疗后的皮肤改变医学上称为皮肤反应，即由于放射线照射引起的皮肤黏膜炎症性损害，就是常说的放射性皮炎，好发于颈部、腋下及腹股沟等皮肤薄嫩和多皱褶的部位。皮肤反应分为急性（早期）和慢性（晚期），早期放射治疗的皮肤反应通常发生在几天至几周内，早期反应最常见的是红斑，可在放疗后的前 24 小时内发生，通常在几天内消退。当累积辐射剂量达到 20Gy，则可能产生干性脱皮，表现为皮肤瘙痒、鳞屑和脱皮。当总辐射剂量达到 40Gy 或以上时，则会出现更严重的潮湿脱皮。慢性皮肤反应是一般在治疗完成后超过 90 天发生，与急性反应不同，慢性反应不能自我修复，并可能长期持续。这些变化包括表皮变薄，皮肤萎缩，血管损伤，出现进展性硬结，水肿，纤维化以及真皮增厚，色素沉着，毛细血管扩张，溃疡等。

放射性皮肤损伤具有分级标准，放疗后的患者可以根据以下标准判断当前皮肤损伤的程度：

0级：无变化；

1级：滤泡样暗色红斑、脱发、干性脱皮、出汗减少；

2级：触痛性或鲜色红斑，片状湿性脱皮、中度水肿；

3级：皮肤皱褶以外部位的融合的湿性脱皮、凹陷性水肿；

4级：溃疡、出血、坏死。

对于出现2级以上的皮肤反应我们一定要及时就医，不可采用民间私方自行处理从而加重皮肤损伤。

那对于一般的瘙痒、皮疹、溃疡等皮肤反应，我们应该怎么预防及处理呢？

（1）皮肤护理：保持射野皮肤清洁干燥，用温水和柔软的毛巾轻轻沾洗，忌用肥皂和刺激性沐浴露搓洗或热水浸浴，不可涂抹酒精、碘酒、红汞、油膏等对皮肤有刺激的药物，天气炎热时使用空调，有汗应擦干，避免汗液因水分电离，加重皮肤损伤。修剪指甲，皮肤瘙痒时可用指腹轻拍局部，切勿用手抓挠和撕剥。

（2）着装护理：尽量穿着柔软、宽松、吸湿性强的棉质衣服，尤其是头颈部照射的患者不穿硬领衣服，应低领开衫，尽可能暴露照射区域。

（3）外出护理：治疗结束后至少在一年内仍需要注意避免紫外线直接照射，户外活动可戴帽子或打遮阳伞，冬季脖子可围软绵的围巾。

（4）营养护理：在病情允许的情况下，多吃高热量、高蛋白、富含维生素 E 的营养丰富的食物如牛奶、肉类、西红柿、豆制品等，提高免疫力，增强皮肤的复原能力。

（5）用药护理：放疗期间遵医嘱使用放射皮肤保护剂，可以减轻损伤程度，降低损伤发生率，加速创面愈合及缓解疼痛程度，不可随意使用身体乳或护肤品。

67 放疗之"痛"——发生口腔黏膜溃烂该怎么办？

我来解答

口腔肿瘤患者放疗后反映口腔、咽喉疼得厉害，吃饭、喝水都受到了严重的影响。这种情况是发生了放射性口腔黏膜炎，是肿瘤患者在接受放疗后出现的以口腔黏膜糜烂、溃疡为主的急慢性口腔黏膜损伤。放射性口腔黏膜炎分为红斑期、溃疡期、愈合期。在红斑期，受累黏膜弥漫充血、水肿；随后病损迅速萎缩，发生弥漫性糜烂、不规则形状的溃疡，并可伴有假膜形成，到达溃疡期；在放疗结束后受损黏膜逐渐愈合，称愈合期。据统计，接受头颈部肿瘤放疗患者中口腔黏膜炎的发生率接近 100%，放疗引起的黏膜损伤使机体免疫防御能力下降、口腔菌群失调、感染风险上升。

放射性口腔黏膜炎是口腔肿瘤放疗患者难以避免的并发症之一，面对放疗引起的症状，我们应采取积极的口腔预防措施，降低口腔黏膜炎的发生风险及严重程度。

（1）全面系统的口腔检查：①检查全口牙体及牙周状况，对龋病、牙髓病患牙进行充填和根管治疗，磨除尖锐的边缘和牙尖，及时拔除松动、无保留价值的患牙或阻生牙；②检查患者唾液分泌功能，对唾液分泌较少的患者，可建议患者多喝水，也可使用口腔保湿剂或人工唾液、水溶性果冻等润滑口腔，维持口腔黏膜的湿润。

（2）保持良好口腔卫生：①选用软毛牙刷、含氟非刺激性牙膏进行刷牙，以减少对黏膜的刺激，牙刷应每月更换1次，防止细菌堆积；②采用牙线、牙间隙刷、电动冲牙器等，及时清除牙间隙滞留的食物残渣和菌斑，使用过程中注意避免损伤牙龈和黏膜；③每天餐后使用漱口水含漱 2 ~ 4 分钟，建议使用生理盐水、2% ~ 4% 碳酸氢钠等不含乙醇的温和的漱口水；若使用抑菌类漱口水（如氯己定含漱液）和抗炎类漱口水（如地塞米松含漱液），应至少含漱 1 分钟，每小时含漱 1 ~ 2 次，每次约 15 毫升。当口腔黏膜炎痊愈后应停止使用，以免影响口腔内的正常菌群。

（3）良好的营养摄入：①多吃清淡、营养丰富的食物，少食多餐，荤素搭配，选择热量、蛋白含量、维生素含量高的软食或流食，如鸡蛋、牛奶、肉类、新鲜蔬菜水果。②避免粗糙、坚硬、辛辣、过烫、过酸、过咸、过酸的食物如火锅、辣椒、牛肉干等对口腔黏膜的刺激。

68 放疗后味觉改变，"五味杂陈"，如何科学挽救我们的味觉？

我来解答

头颈部放疗患者经常说嘴巴里没味，吃东西又苦又涩。味觉作为五大感官之一，我们的味蕾可以分辨甜、酸、咸、苦、鲜5种基本味道，具有摄食调控、机体营养及代谢调节的作用。味觉障碍是指因味觉缺失、味觉迟钝等无法正确分辨食物味道的异常表现，味觉障碍严重影响患者的食欲，导致体重下降。肿瘤患者味觉障碍的发生率与癌症类型、病灶部位和治疗方案有关，据报道，头颈部肿瘤患者的味觉障碍的发生率高达75% ~ 100%。放疗患者的放疗剂量、照射部位对患者的味觉也会有着重要的影响。当放疗剂量为30Gy时，鲜味开始受损；剂量为45 ~ 60Gy时，酸、咸、苦味觉下降明显。照射部位与颌面部或唾液腺越近的时候，对于味觉传导的影响越大，味觉受损也越重。放疗对患者苦味和咸味感知的影响最重，对甜味的影响最轻。放疗开始后4 ~ 5周，所有味觉均开始减退，5 ~ 6周症状最明显。放疗结束1个月左右味觉开始恢复，但是仍有部分患者的味觉异常会持续到治疗结束后 1 ~ 2 年。

随着时间的推移，我们的味蕾小兵们也在不断地更新繁殖，重振士气，被放疗打败的味觉也会慢慢恢复。

那么在味觉障碍的发生期间该如何进行护理来提高我们患者的食欲呢？

（1）饮食护理：我们可以变换食物、菜色的搭配及烹调方法，增强嗅觉、视觉上的刺激，弥补味觉的不足。对于甜味及酸味的敏感度减弱时，可尝试使用适量的糖或柠檬来增强甜味及酸味；对苦味的敏感度增加时，应避免吃本身就具有苦味的食物，如苦瓜、芥菜，可以吃禽肉、乳制品等高蛋白食物。进食食物感觉含有金属味时，建议添加一些柠檬汁或吃微酸的糖果来减缓症状，并且使用玻璃、陶瓷等餐具，不要使用金属或不锈钢的餐具。

（2）口腔护理：对于口腔卫生状况不佳者，进食前后刷牙使用盐水，碳酸氢钠等漱口，保持口腔清洁，减少口腔内异味。对于口腔湿润度较差的患者，平时多补充水分，进食时充分咀嚼食物，增加唾液分泌，因口腔干燥会改变食物在口腔内的味道，可将食物蘸取肉汁、汤汁来增加食物的湿润度及营养密度。

（3）药物治疗：锌补充剂常用于味觉障碍的预防和治疗，锌具有修复伤口和免疫维持的作用，且耐受性良好，但需要注意，空腹服用会导致消化不良，应随餐服用。我们也可以通过食补来适当补充身体所需的锌元素，含锌量名列前茅的食物有牡蛎、肉类、蛋类、花生、核桃等，需要注意不宜补充过多以免引起锌中毒。对于口干引起的相关的味觉异常患者，可采取本书中针对口干的护理措施来提高口腔的湿润度。药物治疗味觉障碍的患者应在医生的指导下进行。

69 如何科学防治化疗药物损伤静脉，保护患者生命通道？

化疗即化学药物治疗，具有强大的杀伤肿瘤细胞的作用，抑制恶性肿瘤的生长和发展，但由于化疗药物毒性较大、酸碱浓度高，对静脉有强烈的刺激作用，特别是较大剂量的多次静脉注射后，引起血管内壁损伤产生炎症出现条索状红线、疼痛或可触及条索状硬结，像一条红色的"蚯蚓"，严重者还会出现水泡、皮肤坏死，这就是静脉炎。化疗患者中不同程度静脉炎的发生率大约占 80%，一旦发生静脉炎给患者带来痛苦的同时又影响化疗的顺利进行，早发现并及时处理是控制静脉炎发展的首要措施。因此，怎样有效保护我们的"生命通道"至关重要，下面几条建议可供大家参考。

（1）一旦出现静脉炎，6 小时内处理有效，越早效果越好，当皮肤颜色改变（红、白、紫），感觉异常（痒、痛、麻），肿胀、变硬、渗出，应立即通知医护人员，停止在该部位继续输液，抬高患肢、制动。

（2）在医护人员的指导下早期及时预防性使用一些外用敷料或药物，如水胶体敷料、50% 硫酸镁溶液湿敷可减轻水肿，有消炎止痛的效果，可以有效控制和减少静脉炎的发生。我们还可以就地取材使用一些新鲜未发芽的马铃薯片外敷，将马铃薯洗净切成薄片，外敷静脉炎处，外敷面积稍大于组织肿胀面积，每 2 小时更换一次，达到抗炎消肿止痛的作用。

（3）避免误区，科学保护静脉。有些患者局部出现红肿现象想着用热毛巾敷一敷就好了，但是化疗药物根据类别不同，采取热敷或冷敷大有不同，我们一定要在医生的指导下进行，切忌随意使用冷热敷自行处理，从而加重静脉炎的症状。

70 如何有效缓解化疗所致恶心、呕吐症状？

很多化疗患者反映化疗后总是感觉恶心、反胃、想吐，反反复复，为什么化疗药物会引起患者恶心、呕吐呢？一方面，化疗药物会损伤人体胃肠道黏膜的上皮细胞，导致胃肠道黏膜释放化学物质，释放出的化学物质会诱发神经冲动传递到人体大脑内的化学感受区和呕吐中枢，引起恶心和呕吐。

另一方面，血液中的药物还能够直接刺激人体大脑化学感受区，引起呕吐中枢的兴奋而导致呕吐。有些患者认为恶心、呕吐忍忍就过去了，但是如果出现频繁的恶心、呕吐可导致人体抵抗力减弱，出现脱水、电解质紊乱、食欲缺乏、营养不良等症状，甚至对化疗产生恐惧从而放弃治疗。因此，化疗期间我们要多和医生沟通，及时向医生反馈恶心、呕吐的情况，避免心理恐慌，同时做好自身的日常调养。

（1）配合主治医生的治疗方案：坚定治疗的信心，合理使用止吐药物；有预期性恶心、呕吐的患者，还可以通过与家人朋友聊天、听音乐、看电视来分散注意力。

（2）饮食护理方面：化疗前及化疗期间，宜合理搭配饮食，少食多餐，建议每日进餐 5 ~ 6 次，以清淡、易消化、高营养、高维生素的食物为主，温热适中，避免辛辣刺激和生冷的食物。治疗前根据自身情况适量进食，有些患者在治疗前少量进食会缓解恶心、呕吐症状，而有些患者不进食反而感觉更舒适，完成治疗后至少 1 小时再进食，并需放慢饮食速度，进食后也勿立即躺下，以免食物反流而引起恶心。很多患者在化疗后家里人急于进补甲鱼、鸡汤等大补的营养品，其实大部分患者化疗后 7 天左右仍有恶心感，食欲欠佳，在化疗 2 周后开始进补效果更佳，且更利于消化吸收。

（3）出现恶心症状时，可尝试口含薄荷糖、生姜，饮用柠檬茶或进食偏酸的水果等改善恶心厌食；同时对腹部进行适当按摩、抚摸，或用温水袋热敷以缓解不适症状。当呕吐频繁时，4 ～ 8小时内禁食，然后缓慢进食流质饮食如鸡汤、菜汤等，防止电解质失调。

（4）口腔护理：注意口腔卫生，呕吐后用淡盐水漱口，饭前饭后均需勤漱口，以帮助清洁、滋润口腔，减少口腔异味。

71 药物治疗后全身出现红斑、瘙痒、皮疹，该如何有效护理？

　　靶向治疗及化疗是肿瘤治疗的重要组成部分，都容易导致不同程度的皮疹，很多患者反映化疗几个周期后背后出现一大片皮疹，又红又痒，不舒服的同时又影响美观。那么为什么会出现这些又红又痒又难看的小红点呢？主要原因有以下两点：①随着炎症细胞的数量不断增多，皮肤血管壁损伤，出现皮肤发红与丘疹脓包样皮疹。②药物破坏了皮肤完整的屏障结构，引起皮肤干燥、瘙痒、脱屑。

　　药物引起的皮疹的主要特点有：①皮疹临床特征：没有白色或黑色粉刺头，肉眼看来就是小红点，形状为米粒大小，同时伴随皮肤瘙痒。或是粉刺或痤疮样皮疹，以毛囊为中心的红色丘疹或脓疱。②伴随症状：瘙痒、疼痛、刺激感和刺痛。③皮疹分布部位：主要发生在皮脂腺分布丰富的部位，如面部 T 区、颈部、耳后及胸背部。少见部位为下背部、臀部、腹部和四肢。④皮疹出现时间：一般在治疗后 1～2 周出现，多在第 3～4 周达到顶峰，可自愈或再现，具有可逆性，并随治疗终止而消失。

药物引起的皮疹严重影响了患者的日常生活，但是皮疹具有可逆性和可治愈性，所以大家不要过度担忧，及时采取有效的预防及干预措施可以减轻并缓解皮疹的相关症状。

（1）生活护理：避免日光直晒及冷风刺激，注意避光，可用遮阳伞或穿长外套保护受损皮肤；清洁餐具或洗衣时，建议戴防水手套，避免接触过冷或过热的水。

（2）皮肤护理：定期修剪指甲，避免夜间无意识地搔抓皮肤，特别是有水疱和丘疹的部位。每天保持身体清洁及干燥部位皮肤的湿润，沐浴后可以涂温和的润肤露、维生素 E 软膏以预防皮肤干燥，勿接触碱性和刺激性强的洗漱用品，同时每日观察皮损变化。

（3）着装护理：穿宽松、柔软、透气的棉质衣服和舒适的鞋袜，不穿紧身服装以免摩擦或挤压皮肤。

（4）饮食护理：清淡易消化，富含维生素 A 和维生素 C 的新鲜水果及绿叶蔬菜，富含维生素 E 的食物，如花生、核桃、芝麻以及瘦肉、乳类、蛋类、麦芽等，保持大便通畅。

（5）用药护理：轻度症状可遵医嘱局部涂抹皮炎平、氢化可的松或克林霉素、红霉素软膏，伴有瘙痒症状时可口服或局部应用抗组织胺药，也可局部用氧化锌软膏、炉甘石洗剂止痒；发生皮疹局部感染可应用抗生素治疗，全身用药建议用四环素类药物口服，如米诺环素、多西环素等。用药须在医生的指导下进行，不可随意使用。

72 PICC 为什么称为一条特殊的生命通道？

我来解答

　　PICC 全称为"经外周静脉穿刺置入的中心静脉导管"，它是一根细小、柔软富有弹性的导管，从肘部或上臂的血管置入人体，然后沿着静脉的走向前行，导管最终被送到接近心脏的大血管处，药物直接输注在血流速度快、血流量大的上腔静脉，可以长期留置在体内，甚至长达 1 年左右。那么 PICC 导管适用于什么样的患者呢？长期静脉输液、肿瘤化疗、胃肠外营养治疗及外周静脉条件差的患者皆宜选择 PICC 导管。PICC 导管的优点也不言而喻了，主要表现在：①更舒适：静脉输注全程"一针治疗"，减少频繁穿刺带来的痛苦；②更方便：导管不易脱出，稳定性好，液体流速不受患者体位的影响，一般日常生活不受影响；③更安全：可避免像化疗药物等强刺激性药物渗出而对患者的静脉所造成的损伤，如静脉炎，肿胀甚至局部组织的坏死。当我们置入了 PICC 导管后每次输液就可以放轻松了。

　　大家可能会疑惑身体每天携带一根导管，那日常生活不是很不方便吗？其实，携带这样的导管，对平时生活没有太大的影响，我们为大家总结了以下九点注意事项：

"三可以"：①可以淋浴，淋浴前用保鲜膜在肘弯处缠绕 2 ~ 3 圈，敷料上下边缘 3 ~ 5 厘米用胶布固定或者戴上 PICC 防水保护套，防止淋浴时贴膜下进水。②可以做一般家务，如煮饭、洗碗、扫地等。③可以进行手臂的一般活动，如吃饭、洗脸、拧毛巾、梳头、写字、打电脑等。

"六禁止"：①禁止盆浴、泡浴、游泳；②禁止牵拉、推送导管；③禁止在置管侧手臂测量血压；④禁止置管侧手臂提 5KG 以上重物，反复弯曲手臂；⑤禁止引体向上、俯卧撑等手臂用力的体育运动；⑥禁止衣服袖口过紧。

73 输液"神器"——输液港（PORT）为什么是患者的隐形生命线？

关于输液港可能大家还比较陌生，让我们一起来了解一下输液的隐蔽装置——输液港（port）。输液港是一种完全植入皮下，可以长期留置在体内，保护血管的静脉输液装置，输液港主要包括注射座、导管和专用无损伤针。注射座植入体内后，即可通过蝶翼无损伤针将各种药物、营养液、血液制品输入到中心静脉，输液完毕拔出无损伤针后，体外不会有任何导管及针头，日常生活几乎不受影响。目前输液港的植入方式主要有胸壁港和手臂港。输液港一般情况可以留置5年以上。对于化疗病人来说，输液港又被称为"化疗神器"，由于化疗的多疗程性及化疗药物的强刺激性，在使用外周静脉输注化疗药物过程中可能会导致静脉炎，严重者出现局部组织溃烂，导致化疗无法顺利进行。而使用输液港更安全，因其血管粗、血流量大，化疗药物对血管壁刺激小，在输入化疗药物时对血管的损伤更小，可防止静脉炎的发生，还可以有效减少药物的渗漏风险，避免局部组织溃烂坏死。

那么输液港作为一个异物放置在体内会不会很不舒服呢？其实是不会的，输液港的注射座约5角硬币大小，注射座到皮肤表面的厚度多为1厘米，既不会压迫皮肤，也不至凸起影响美观。总结起来输液港的优点如下：①输液港完全置入皮下，体表没有导管外露，保护病人隐私，且不易受到感染，不用担心像PICC置管一样发生皮肤瘙痒、红肿、脱管等问题；②使用安全且不影响日常生活，舒适度高、活动度大、患者生活质量较高。③使用范围广，可以输液、抽血，可以进行输注高渗、化疗等刺激性药物，可以营养支持、输血等治疗，还可以用于采集血标本，确保"一针到位"，减少血管反复穿刺。④维护周期长，PICC每周都需要回医院进行维护，输液港不用频繁回医院进行维护，只需一月冲管一次，减少了往返医院的频率。

社会、心理
康复篇

8

74 被确诊为肿瘤后，患者通常会经历哪些心理变化？

 我来解答

随着医疗技术不断变革和免疫、靶向药物的研发，各类肿瘤患者的生存率有了很大的提高，如果能早期发现、早期治疗，5 年生存率可以达到 80% 以上。即便如此，听到"癌"字，大多数人仍会大惊失色，恐惧不已。很多患者确诊后，每时每刻都生活在死亡的恐惧之中，还没开始治病，心理先变得脆弱、自卑、敏感、孤独、躁郁。这些负面消极情绪又反过来让病情恶化，形成恶性循环

当被确诊为肿瘤，患者通常都会经历 5 个阶段的心理变化：

第一阶段：怀疑否认。当得知自己患病后，多数人的第一反应就是：不可能得肿瘤吧！是不是医生搞错了？

第二阶段：愤怒暴躁。患者接受诊断后，情绪会变得暴躁，容易发脾气。一旦周围的事物稍有不顺，便会暴躁怒骂。

第三阶段：悲观抑郁。对疾病的治疗感到害怕、担忧预后，担心可能将要接受无止境的治疗。此时，家属会发现，

前期动不动就炸雷的病人变得不爱说话了。

第四阶段：极度绝望期。通常患者会自我暗示，癌症就是绝症，不可能治好的，甚至担心治疗是一种"人财两空"的事。患者会自怨自艾，认为患病后的自己会是家里的负担。

在此阶段，患者内心相当矛盾，既希望寻求科学有效的治疗，又担心治疗效果不佳。所以，此时更需要家庭成员、医护人员的关心和鼓励。

第五个阶段：恢复平静期。患者一旦在前期治疗中，疾病获得缓解，患者就会看到治疗效果。且在住院期间，看到了很多病友，看到了很多成功的案例。此时，患者已进入患病的角色，更容易配合治疗。

作为家属或患者最亲近的人，在患者确诊后，必须给予患者更多的陪伴和鼓励，主动承担起更多的家庭事务。在患者愤怒暴躁的时候，安静聆听，避免一些负面的批评或流露出不耐烦的情绪。一起努力，积极寻求治疗。

75 作为口腔颌面肿瘤患者的家属，如何帮助病人走出疾病阴霾？

我来解答

手术只是开始，口腔颌面肿瘤患者术后面临的困难比我们想象得更多。不像其他肿瘤，如胃肠道肿瘤、肺部肿瘤等，手术切除病灶后，通过短期康复及锻炼，就能恢复如常。口腔、颌面部位不仅涉及患者容貌，还可能涉及其他功能。首先是外观改变；肿瘤可能侵犯到面颊部、牙龈、舌头、下颌骨等头颈部组织，所以肿瘤切除后，即便做了修复，仍不可避免产生外观上的变化，就是，变丑了。其次，是功能障碍，吞咽是一个复杂的过程，需要口腔内多个肌肉群的协调才能完成。部分口腔肿瘤术后，会造成患者张口功能受限、吞咽障碍、言语功能障碍，通俗地讲就是，嘴张不开、无法咀嚼食物、话也讲不清晰。生活照护也会变得复杂。很多口腔癌患者术后早期，由于口内伤口未愈合，或者吞咽功能尚未恢复，需要短期内携带胃管。部分患者涉及的手术范围较大，可能出院居家期间，还需要携带气管切开套管。平时的生活照护变得困难和复杂，诸多因素，让病人变得自卑、自责、自厌。

患者出院居家后，家属可以为患者准备护理需要的物品专用收纳箱，并保持整洁和备用状态，便于随手拿取。伴侣间更需要持续的鼓励，特别是年轻的患者，家属应对患者术后外观改变表示认同，在患者否定自我的时候，更要适当的言语鼓励。在疾病允许的情况下，可以陪伴患者外出走走，适当参加社交和娱乐，保持愉悦的心情。虽然患者生病了，但仍应保持原有的家庭关系，提升患者自我存在价值。在患者阶段性健康后，尽量维持和参与原有的生活分工模式。比如：做饭、打扫卫生、教育子女。俗话说，家是爱和归属的地方，此时家庭要发挥避风港湾的作用，让患者在鼓励和照护的氛围中早日康复。

76 口腔肿瘤术后，患者如何鼓起勇气，尽早回归社会？

我来解答

很多患者跟我说，他们手术后渴望早日康复出院，却又害怕离开医院。因为，在医院里，他觉得跟周围的病友基本差不多，都是头面部或带着疤痕或带着凹陷。可是一旦出院后，他们担心周围人异样、同情、鄙夷的目光。

首先，相信最好的心理医生就是自己。慢慢转变心态、接纳自己。

病痛创伤后，患者身心都受到了巨大的打击，但即便如此，我们仍应学会接纳自己，从内心出发，关爱自己，疼爱自己。不妨尝试佛系地告诉自己：其实每个人都不是一帆风顺的，既来之则安之。何不如让我们更懂得珍惜眼前的拥有，学会感恩生活。找到自己独特之处，挖掘自身优点。让自己变成在某一方面或领域值得自己骄傲的人。比如：厨艺、烘焙、手工编织、书写、绘画、乐器等等。

其次，可以重新规划生活。跟生病前的自己说再见，生活可以重新定义和出发。改变原有的不良的生活习惯，重新规划健康的生活方式和饮食习惯。比如：建立健康的作息时间，减少垃圾食品的摄入，戒烟忌酒。寻找一件自己喜爱的运动，如：骑车、散步、打太极、广场舞等。女性患者也可以学习外观修饰的技巧：如假发、丝巾、化妆等来修饰颜面部的瘢痕。展示自己最靓丽的一面，悦人悦己。必要时，也可以寻求正规医美整形机构的帮助来修饰外观。

最后，口腔癌患者更需要得到来自社会的支持、包容和鼓励，这也正是我们这科普书的意义所在，普及医疗知识，让大众了解口腔癌，包容其术后带来的外观改变和功能改变。如果，患者正巧是我们身边的同事，我们应鼓励他尽早回归工作岗位。部门领导及团队人员可以适当的为康复后的同事调整工作性质或工作时长等，让康复后的患者在工作中找到乐趣和个人价值。

77 口腔癌患者痊愈后会遗传给下一代吗？

我来解答

确实，现代研究表明，癌症患病率跟基因有关，如：基因突变、基因扩增。这里，我们先科普两个概念。

第一，肿瘤的遗传是指父母那里遗传下来的，携带明确致病的基因，或者胚胎期，自身发生的突变的基因。这些基因会遗传给下一代，这就是肿瘤的遗传性。如：BRCA 基因突变相关的遗传性乳腺卵巢癌综合征、APC 基因突变导致的结肠、直肠家族性腺瘤性息肉病。但是，并非具有肿瘤家族史的人群都会得癌。肿瘤的发生还与环境有关，是基因与环境相互作用的结果。增强防病意识，养成良好生活习惯，定期体检，也无须特别担心。

第二，遗传性肿瘤是指某一个或多个基因变异，造成某个器官或多个器官发生肿瘤。并且这种异常突变基因在家族中世代遗传，有明确的遗传规律。如：2个或2个以上的近亲家族成员发生形同或相关联的肿瘤；或同一个人同时发病2种不同的原发肿瘤；或出现较为罕见的肿瘤，如：男性乳腺癌。大致了解了这两个概念，让我们理性地来分析一下口腔颌面肿瘤。

口腔癌病因呢其实尚不明确。目前认为长期的慢性刺激是主要的诱发因素，如吸烟、喝酒、咀嚼槟榔等。还有一些与不良的修复体造成长期的摩擦和刺激有一定关系。口腔癌的发生还与 EB 病毒和 HPV 病毒感染有一定的关联。在口腔癌的研究中，并未发现有明确的遗传性。所以我们在日常生活中注意口腔卫生，避免刺激性的食物长期摄入。做到营养均衡、劳逸结合、定期口腔检查才是预防和早期发现口腔癌的关键。

78 头颈癌患者化疗后，是否会影响生育？

 我来解答

　　虽然绝大多数的化疗药物和放射治疗对于精子以及卵子的产生并没有直接影响作用，但是，在治疗期间，经常会涉及影像治疗，各类用药情况也比较复杂。影像检查治疗中，累积到一定剂量的射线损伤和个别的药物对胎儿还是有比较明确的致畸性。另外确实也会有部分药物可能会影响到精子的活力以及质量。且放化疗治疗对患者身体本身也是一种伤害，机体需要一段自我修复的过程。因此，为了避免化疗对生育能力的影响，有生育要求的患者，可以考虑在病情允许情况下，提前冻存精子或者卵子。确定要自己进行生育的患者，需要等所有对抗肿瘤治疗完全结束两年以上，体检合格后，才可以再考虑怀孕生子的问题。

中医治疗篇

9

79 手术大伤元气，术后如何进行中医扶正治疗？

口腔颌面恶性肿瘤，中医称之为"舌岩""上石疽""失荣"等，其发生与多种因素有关，包括情志不畅、饮食不节、外邪侵袭等，导致血瘀、痰浊、热毒在口腔颌面积聚，形成癌肿，日久消耗气、血、津液，人体正气受损。俗话说，手术伤元气，手术是口腔颌面恶性肿瘤治疗的主要手段，可直接切除病灶，但也会伤及患者气血，导致术后虚损。而中医扶正治疗可帮助患者恢复元气，提高免疫力，促进康复。

"扶正"，即扶助正气。中医"扶正"治疗，加强体质，有助于增强人体抵抗病邪和康复的能力。

口腔恶性肿瘤术后中医扶正治疗的关键点如下：

（1）健脾和胃：《黄帝内经》曰："脾胃者，仓廪之官"，《千金方》中提到"脾气通于口，口和则能别五谷味"，说明脾胃是存放五谷的地方，口腔功能的正常与否、人对饮食味道的感知都与脾胃密切相关。手术前禁食水或术后化疗药物的不良反应，均可损伤脾胃，表现为不想吃、吃得少、味觉异常、恶心、呕吐。中医当以健脾益胃为原则，常用党参、白术、山楂、神曲、麦芽等药。

（2）补肺润肺：中医认为"肺开窍于鼻"，颌面口鼻之病与肺相互影响，肺气充足，人的呼吸均匀、声音清晰；肺气虚弱，则气短、语声低弱、咳喘、虚汗。中医当以补肺固表为治则，常用黄芪、山药、防风等药。术后放疗易伤及肺阴，出现口鼻干燥，干咳少痰，或放疗区域皮肤发红、干燥，常用北沙参、南沙参、麦冬、百合、玉竹等滋阴润肺。

（3）疏肝理气：《血证论》中载"肝属木，木气冲和调达，不致遏郁，则血脉得畅"。人生病后难免会闷闷不乐、忧郁难欢，导致肝气郁结，气血流通不畅，表现为喜叹气、情绪低迷、烦躁易怒、胁肋胀痛等。需重视疏肝理气、柔肝养血，常用柴胡、白芍、木香、合欢花、郁金等药。

（4）清心安神：中医认为"心开窍于舌"，故口舌疾病本就与心有关。加之肿瘤慢性消耗及术后伤损，致气血受损、阴阳失和，心神受扰，表现为心烦、健忘、精神萎靡或亢奋、入睡困难、多梦、早醒。中医应注重清心安神，常用柏子仁、酸枣仁、煅牡蛎、茯神、莲子心等药。

（5）培补肾元：肾为"先天之本"，主宰人体阴阳之气。癌症患者消耗气血、津液，日久伤及肾元。所以，扶助正气，要重视培补肾元，然补肾有补阴、补阳之分，肾阳虚表现为怕冷、手足发凉、腰腿冷痛、面色淡白、水肿、小便清长等，常用淫羊藿、杜仲、巴戟天、鹿角胶、肉苁蓉等药；肾阴虚表现为耳鸣、腰膝酸软、手足心热、盗汗、脱发等，常用地黄、枸杞子、黄精、山茱萸、桑葚等药。

（6）兼顾余邪：手术以及放化疗虽可消除癌肿，但长期的血瘀、痰浊、热毒仍然存在。故扶正治疗的同时需兼顾祛邪。热毒蕴结者，表现为口干口苦、大便干结、伤口肿痛流脓等，常用蒲公英、白花蛇舌草、夏枯草等；痰湿内盛者，表现为胸闷、乏力身重、喉中有痰等，常用陈皮、半夏、胆南星等；瘀血内阻者，可见面色晦暗、躯体刺痛，常用丹参、红花、桃仁等药。

上述的中医扶正、祛邪治疗需因人制宜，这些方法常常配合使用。就诊时，医生会根据患者的症状、舌脉判断脏腑、气血不足之处，结合刻下的病情处以方药。

80 口腔颌面恶性肿瘤患者需要忌口吗？比如鸡蛋、海鲜等发物？

我来解答

"服药期间要忌口，切记发物不能吃。"相信许多患者及家属在看中医时，常常听到中医大夫提及"发物"，服药过程要"忌口"，那究竟什么是发物，为什么要忌口呢？

所谓"发物"，是指凡食用后会使患者加重病情、不利于疾病痊愈或导致旧疾复发的食物。通常来说，发物也是食物，适量食用对大多数人不会产生副作用或引起不适，只是会使某些特殊体质、某些疾病的患者发病。

清代王孟英所著《随息居饮食谱》中关于发物食物的记载，可分为以下几类：动火发物、动风发物、助湿发物、积冷发物、动血发物、动气发物等。

（1）动火发物：多具辛热燥烈之性，如葱、蒜、姜、韭、芥、辣椒、羊肉、狗肉、烟、酒等。

（2）动风发物：多具升发、散气、火热之性，如鱼、虾、蟹、猪头肉、鸡肉、鹅肉、牛乳、鸡蛋、蘑菇等。

（3）助湿发物：多具黏滞、肥甘涩腻之性，如糯米、饴糖、肥肉及甘甜滋腻之物。

（4）积冷发物：多具寒凉润利之性，如西瓜、冬瓜、四季豆、冬寒菜、莴笋、香蕉、柿子等。

（5）动血发物：多具活血散血之性，如胡椒、羊肉、菠菜、烧酒、川椒等。

（6）动气发物：能壅塞气机，妨碍脏腑运化，如豆类、莜面、莲子、芋头、红薯等。

口腔肿瘤患者需要忌口，如何忌口？

口腔肿瘤患者，由于手术造成口腔咀嚼功能受影响，进食有一定难度，需要加强营养，增加机体免疫力和抗病能力。但是，在日常生活中，还是需要忌口的。

口腔颌面部肿瘤患者多采用手术、放疗等治疗方式，尤其放疗，中医认为是"火热毒邪"，大多数患者放疗后常会出现口干、口腔溃疡、舌红等阴虚症状。故在饮食中，就要避免助火、生热、动风的发物，包括鸡肉、鸡蛋、羊肉、鹅肉、狗肉、黄鱼、带鱼、虾、蟹、辛辣食品等。这些食物既属于狭义的病中忌口，又属于广义的防止病情复发而忌食的"发物"。

肿瘤患者可在生活中根据自身情况找出自己的宜忌"发物"食谱。如发现某种食物进食 2 次后均有不适，并使原病情加重，应视为"发物"加以禁忌。

81 中药真的能治疗肿瘤吗？

我来解答

临床上会遇到肿瘤患者及家属有这样的疑问："中药真的能抗癌吗？"回答是肯定的，中药在肿瘤的治疗中发挥着重要作用。

（1）对化疗的增效减毒作用

化疗药物既能抑制癌细胞，也能杀伤正常细胞，给机体带来损伤，使生活质量下降，甚至部分患者因为不同程度的毒副反应，不能顺利完成各个疗程，进而影响疗效。

针对化疗后常见的胃肠道反应，如恶心、呕吐、便秘，或腹泻、腹痛等，中医认为这是化疗药物耗伤人体气血、损伤五脏六腑功能所致，中药治以健脾和胃、降逆止呕等改善胃肠道症状。

在化疗期间可配合健脾补肾为主的中药保护骨髓，促进骨髓造血机能的恢复。

中药联合化疗还可以增加化疗的疗效。

（2）对放疗的增效减毒作用

放射治疗是某些肿瘤治疗的主要手段。放疗主要针对肿瘤局部的控制和杀灭，会不同程度地引起一系列不良反应和后遗症。中医认为放疗是一种"火热毒邪"，中医药通过养阴清热解毒等方法，能有效防治放疗不良反应和远期后遗症。

头颈癌放疗最常见的毒性反应包括口腔、咽喉及消化道黏膜充血、水肿、糜烂，严重时甚至溃疡、出血；患者主诉口干、灼热感、疼痛等。可用养阴清热的中药治疗。

（3）促进肿瘤病人手术后康复，预防肿瘤复发与转移。

手术后的肿瘤患者，大多表现气血双亏或气阴两伤。采用中药补益气血、益气养阴等治法，可以帮助患者恢复体力，快速促进患者身体康复。

（4）对于晚期无法手术的患者，可以抑制或稳定肿瘤发展，实现"带瘤生存"。

"带瘤生存"简单来说，就是让肿瘤细胞与人体和平共处，通过中药提高机体免疫功能，抑制肿瘤生长，缓解患者的临床症状，如癌痛、咳嗽、乏力等，提高患者的生活质量，延长生存时间。

实际上，中医药在肿瘤防治中的多个环节都可以发挥作用。术前很多患者体质较为虚弱，可通过中药调理帮助患者改善体质，为后续治疗打下良好基础。在手术、化疗、放疗后，大部分肿瘤患者几乎无任何治疗，只是定期复查，此时中医药的及时干预可以促进患者康复，提高生存质量。

抗转移和复发是肿瘤治疗成败的关键。建议肿瘤术后坚持 3 ~ 5 年的中医药治疗，可以大幅度提高患者的生活质量和生存期，降低肿瘤复发和转移的风险。

82 中医如何提高患者睡眠质量？

我来解答

睡眠是最好的自我修复过程。随着社会的发展进步，生活节奏的日益加快，人们面对的各种压力也越来越大，随之而来的失眠情况也越来越多。从青少年到老年都可以看到被失眠困扰的人群。失眠患者以睡眠时间不足及睡眠浅的症状为主，轻者入睡较难、时寐时醒、梦多、或醒后难寐，重者彻夜不眠、记忆力和注意力下降、自主神经功能紊乱，严重影响着人们的身心健康及生活质量。

研究发现，不良情绪引发的睡眠障碍最为常见。对于肿瘤病人来说，从得知患病的那一刻起，便承受了巨大的经济压力与精神压力，被不同程度的紧张、焦虑、抑郁、悲观困扰着，势必会引发失眠。加之各种癌性疼痛、肿瘤治疗相关药物的副作用，负面叠加，都对睡眠产生了严重的影响。

中医认为不寐是由于脏腑阴阳气血失调，神机紊乱所致，涉及心、肝、胆、脾、胃、肾，但最终导致心神不宁。所以，在治疗上需要根据患者的四诊（望闻问切）情况，进行辨证论治，适当选用中药汤剂、丸剂、颗粒剂、中成药、针灸、拔罐、刮痧等治疗方法。

中医对于失眠常常有以下几个分型：肝火扰心证、痰热扰心证、心脾两虚证、心肾不交证、心胆气虚证等，在治疗时也常常会用到大家熟悉的龙胆泻肝丸、归脾丸、六味地黄丸等，但是一定要在医生的指导下用药，切不可随意服药。

诸如针灸、气功、八段锦、香薰、足浴、热敷、穴位埋线、药枕等，以及众多的其他自然疗法，均有助于调节改善机体功能，促进睡眠。另外，中医讲究药食同源，恰当的药膳也是改善睡眠治疗的好帮手，如莲子糯米粥、莲子龙眼粥、酸枣仁粥、百合莲子粥等等。

睡眠不佳者还可以通过以下生活细节改善失眠：

（1）保持良好睡眠卫生：睡眠时间要规律，睡眠温度应适宜，睡眠环境宜黑暗，白天增加有氧运动，避免烟、酒、咖啡、浓茶等兴奋物质的使用。

（2）做到食饮有节，切勿过饥过饱，否则会影响到睡眠质量。正如《医学心悟》所记载："有胃不和卧不安者，胃中胀闷疼痛，此食积也"。

（3）学会自我解压、放松。特别是对于肿瘤患者而言，内心的压力与焦虑需要得到及时的排解，既可以通过自我心理疏导，也可以通过中药进行调理，如疏肝解郁、安神定志的药物，必要时可以向心理医生寻求帮助。

（4）对于出现睡眠障碍的情况，要及时做出调整。如通过自身的调节仍不能得到改善时，建议及时就医，切勿因为担心药物的副作用选择拖延等待，错过最佳治疗时间，从而影响治疗效果。

肿瘤术后口干，中医如何润泽口腔？

 我来解答

口腔颌面肿瘤术后常伴随着令患者备感困扰的口干症状，严重影响着患者的后续治疗和生活质量。

口腔颌面肿瘤术后为什么常出现口干症状呢？这是由于口腔颌面肿瘤手术中通常采取全身麻醉的方式，使用抗胆碱药物（如阿托品）来抑制唾液腺和口腔黏膜的分泌，再加上手术前后的禁食、禁饮，故患者术后口干症状较为常见。另外，部分患者在接受手术治疗的同时还需要进行辅助放疗或化疗，放射线的照射和化疗药物的细胞毒性会损伤唾液腺，导致唾液分泌减少，也会引发患者的口干不适。

从中医角度来看，肿瘤患者术后出现口干主要是因为气阴两虚，津液耗伤。手术在一定程度上耗伤了机体正气，气虚则无以生津、行津，致津液生成不足或输布失常，无以上承滋润口腔，口腔黏膜失于濡润而致口干。同时，放、化疗就其毒副作用而言，属于中医学中"火邪""热毒"范畴，易燔灼阴液，耗气伤津，津伤成燥，燥盛则干进而引发口干症状。因此，调治时当注重益气生津，滋阴润燥，清热解毒，以缓解患者口干症状。具体如下：

（1）在术后禁食、禁饮阶段，可使用柠檬薄荷水喷雾来缓解口干。薄荷叶气香、味清凉，能化痰利咽；柠檬性温，味甘酸，可生津止渴，且其微酸的口感能有效刺激唾液分泌。方法：将 5g 干柠檬、2g 薄荷叶浸泡在 100 毫升 40 ~ 50℃的温开水中 1 小时后装入喷雾瓶中，对准患者口腔左右各喷洒一次，每 4 小时 1 次。

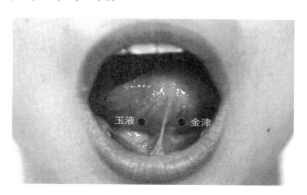

（2）当恢复进食、饮水后，可口服沙参麦冬汤，其由北沙参、麦冬、玉竹、天花粉、扁豆、桑叶、生甘草组成，有养阴益胃，生津润燥之效。且现代研究显示，沙参中的沙参多糖、麦冬中的皂苷类和黄酮类物质可有效抑制肿瘤细胞生长。

（3）针灸疗法也可以改善肿瘤患者术后的口干症状。金津、玉液二穴分别位于口腔舌系带的左右侧，靠近唾液腺，并占据着唾液进入口腔的重要部位，故点刺此二穴能直接刺激唾液腺分泌唾液，口腔得到充分湿润，口干症状自然缓解。

（4）穴位按摩也有助于减轻患者的口渴症状，取穴：水泉、鱼际、尺泽。定位：水泉穴在双足跟内侧，内踝尖与跟腱之间的凹陷处直下1寸，跟骨结节内侧凹陷中；鱼际穴在手外侧，第1掌骨中点桡侧赤白肉际处；尺泽穴在肘区，

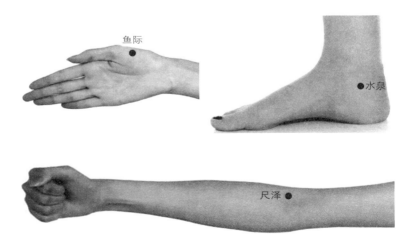

肘横纹上，肱二头肌腱桡侧凹陷中。方法：用大拇指在此三穴处点按，按摩力度以患者感到局部有酸、麻、胀、痛、热感为宜，每次按揉 5 ~ 10 分钟。

俗话说："三分治，七分养"，除上述方法外，生活调摄也是至关重要的一环。

（1）清淡饮食：避免摄入辛辣刺激、粗糙干硬的食物，尽量选择清淡、易消化、细碎且容易煮烂的食物，烹饪方法以蒸、炖为主，如瘦肉粥、蒸鱼、蒸蛋、烂糊面、蔬菜叶汤等。此外，可以食用一些有助于生津的蔬果，如莲藕、白萝卜、橘子、梨、猕猴桃、黄瓜等。还可选择略带酸味的食物含在口中，如山楂片、乌梅、话梅等，也能一定程度上减轻口干感。

（2）充分饮水：多饮水以保持口腔湿润。口干时可以喝一杯"双冬茶"（麦冬、天冬各 10g，用 300 毫升左右的开水冲泡 10 ~ 15 分钟），有助于缓解口干。

（3）情志调摄：保持积极乐观的心态，避免情绪波动。情志波动可能导致气机阻滞，血行不畅，加重口干。

（4）规律作息：按时睡觉、不熬夜，保证充分的休息，有助于恢复体力和气血循环，对于术后口干的缓解同样重要。

通过上述中医疗法和生活调摄策略，有望让肿瘤患者尽早告别术后口干的困扰，恢复舒适的口腔状态。在选择中医疗法时，请务必在专业医生的指导下进行，以确保安全和疗效。

84 中医护理如何干预缓解口腔颌面肿瘤患者放化疗后恶心、呕吐症状?

我来解答

　　放化疗手段在杀灭肿瘤细胞的同时，也在攻伐耗伤人体的脏腑正气，脾胃功能受损，升降失调，胃失和降，气逆上行，出现恶心、呕吐。中医认为"脾为后天之本"，意思是人出生后的生命活动都有赖于后天脾胃摄入营养物质后提供能量。脾胃是运化食物水液，生成人体气血精液的主要脏腑，脾胃功能的受损又导致了气血化生的不足，人体正气新生减少，又会使得恶心、呕吐等症状自愈缓慢，形成一个恶性循环。所以一旦出现了放化疗后的胃肠道反应，我们提倡要及早注意，及时改善。

　　（1）在日常饮食中，应以清淡爽口的食物为主，比如新鲜的蔬菜、水果。蔬菜含有丰富的维生素，又口感清爽，易于消化；水果含有丰富的水分，且口感甜美，又能滋润口腔。适当食用，可以缓解症状。蛋白质可以通过瘦肉、鱼虾、蛋类、鲜奶、酸奶等来摄入，但在烹饪方式上应避免过于油腻及辛辣刺激。这里有一个误区，有些患者及家属听信偏方，觉得泥鳅、鳝等"补"，但其实这些食物一来并无特别的功效，二来还有一些特殊的气味，患者为了"补"强行吃下可能反而加重不适症状。

（2）可以配合中药，健脾益气，顺气和胃，达到除恶止呕的目的。如香砂六君汤，全方由人参、白术、茯苓、炙甘草、陈皮、制半夏、木香、砂仁组成。有益气补中、化痰降逆的作用，可治脾胃气虚，呕吐痞闷，不思饮食等症状。或是可以服用具有开胃止呕的药膳，如扁豆粟米粥，用扁豆角 30 克、党参（或人参）20 克，粟米 50 克。先将扁豆角、党参同煎，去渣取汁，再加入粟米来煮粥，可以起到补益五脏之气，开肠胃的功效，缓解口腔颌面恶性肿瘤放化疗后的恶心呕吐。

（3）可以按揉或针刺相关穴位。如大椎穴、合谷穴、内关穴等。

大椎穴位于第 7 颈椎棘突下凹陷中。人体低头左右转动脖颈时，上面六节颈椎都会跟着转动，只有第七颈椎是不动的，这个不动的颈椎棘突下就是大椎穴。它是"诸阳之会"，手少阳三焦经、足阳明胃经和手太阳小肠经三条阳经由此汇入本穴，并与督脉一起上行头颈，刺激、揉捏该穴位可振奋周身的阳正之气，达到止呕、固护全身的效果。

合谷穴又名虎口，在手背，第 1、2 掌骨间，第二掌骨桡侧的中点处，简便的取穴方法可以用一只手的拇指指骨关节横纹，放在另一只手拇指、食指之间的指蹼缘上，正对拇指尖下的就是合谷穴。按压合谷穴有通经活络、和胃降气、通调肠腑、调中止痛、通腑泄热的作用，可用于治疗各种胃肠道的疾患。

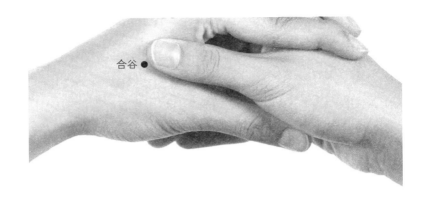

合谷

内关穴位于前臂正中，腕横纹上 2 寸，掌长肌腱与桡侧腕屈肌腱之间，简便的取穴方式是一只手三个手指头并拢，把三个手指头中的无名指，放在另一只手的腕横纹上，这时一只手的食指和另一只手手腕交叉点的中点，就是内关穴。内关属于手厥阴心包经上的穴位，也是八脉交会穴之一，能治疗本经以及胃系的疾病，还能治疗与气机阻滞有关的脏腑

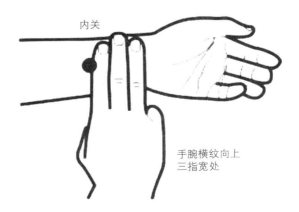

内关

手腕横纹向上
三指宽处

器官，主治包括胃痛、呕吐、呃逆。化疗药物常有一定的心脏毒性，内关穴作为心包经的穴位，也可以调节心脏的功能，加速浊物代谢，以达到降逆止呕的作用。

85 放疗后皮肤干燥、瘙痒如何进行中医护理？

　　放射线治疗简称放疗，是治疗头颈部肿瘤的重要手段之一。许多患者在放疗后颈部相应区域皮肤会发红、蜕皮，同时感到疼痛或瘙痒，甚至出现渗液和水疱，我们将这一系列的症状归咎于放射线导致的放射线皮炎。临床上放射性皮炎几乎很难避免，但我们可以通过早期中医药的干预护理使其及时得到控制，并帮助皮肤更快地修复，防止其加重发展为放射性溃疡。下面为大家介绍一下不同分期放射性皮炎的中医药护理：

　　0～1期：初期红斑和瘙痒——清热润燥，紫草油为首选。

　　皮肤局部出现红斑，伴有疼痛或瘙痒，皮肤干燥，少量蜕皮、脱屑。中医认为放射线属于一种特殊的"燥热之邪"，故中医护理多以清热润燥为主，首选紫草油外涂。紫草作为主要成分具有凉血活血，清热解毒的功效，其他药物包括冰片、黄柏、当归、地榆等，则协同加强清热活血、养血润肤的作用。传统的紫草油是在麻油中加入以上药物熬制而成，中医认为麻油外用具有解毒生肌，润肤止痒的功效，目前也有产品用橄榄油代替，其质地更为清爽。放疗期间，每日在干燥瘙痒的放射性皮炎皮损区域外涂 2 ~ 3 次可有效减缓不适症状，且能增加皮肤弹性，保护皮肤屏障不受射线的损伤。

此外，湿润烧伤膏、积雪苷软膏也是临床常用的中药外用制剂，湿润烧伤膏的主要成分为黄柏、黄芩、黄连、地龙等药，重在清热止痛，适合用于局部红肿热痛明显的皮损区域。积雪苷软膏以中药积雪草提取物为主要药物成分，对于皮肤屏障修护有较好效果，适用于放疗初期，对皮肤起到一定程度的保护作用。

2 ~ 3 期：中期水疱、脓疱、渗液——复合用药应对湿热情况。

随着放疗次数的增加，照射区域皮肤累积受到的损伤更多，照射区域会出现水疱或脓疱，破溃处有大量渗液，中医认为这种情况属于湿热蕴肤、热入营血，中医护理以复合用药为主。未破溃区域可选用青黛散或炉甘石洗剂清热燥湿，而破溃区域则遵循中医外科"干对干、湿对湿"的用药原则，可采用黄柏、黄芩、黄连、苦参、马齿苋、土茯苓等药物浓煎后局部湿敷创面，每日换药 2 ~ 3 次。如果没有煎药条件，也可选用复方黄柏液、三黄洗剂等成药外洗湿敷，起到清热收敛之效。这一时期的皮损区域渗液较多，照射附近皮肤也容易被污染，为避免炎症区域扩大，建议患者避免穿着带衣领的衣物，以减少衣领对颈项部皮肤的摩擦，衣物及内衣材质应以柔软棉质或真丝面料为主，同时尽量穿着纽扣开衫，避免穿脱换药时对创面的摩擦及污染。

4 期及以上：皮肤溃烂或坏死——中西协同，内外合治，综合处理。

4 期以上的放射性皮炎可归为放射性溃疡一类，这时局部已出现皮肤的溃烂或坏死，中医认为是热入血络、经络阻塞而致，需由专业中医外科医师根据局部创面情况用药，所选药物多以养血生肌的外用药物为主，如解毒生肌膏、祛腐生肌膏、生肌散等，也可结合现代敷料换药治疗，如水凝胶、脂质纱布等。外在皮肤的破溃反映了人体受到放射线治疗导致内部机体"阴伤"这一后果，可以通过饮用黄芪、太子参、麦冬、玉竹等养阴益气的中药茶汤或服用生脉饮等成药制剂改善阴虚内热、营血亏虚的体质，内服、外治相结合，以取得更好的疗效。

86 除了药物，还有什么办法可以改善肿瘤术后患者食欲不振、便秘、疲乏、痰多等症状吗？

我来解答

中医病因学说认为，疾病的发生和发展，都是正邪斗争的结果。正气，是指人体的功能活动和抗病能力；邪气，泛指各种致病因素，包括外感和内生、情志。

西医的各种治疗方法，在祛除肿瘤这个"邪"的同时，也多多少少会削弱人体的"正气"，人体正气不足，自身的功能活动和抗病能力受到损伤，于是出现了各种不良反应。这时，补益人体的正气尤为重要。

除了通过药物治疗来补益正气外，还可以通过药膳来辅助人体恢复的效果。中医一贯有"药食同源""寓医于食"的说法，许多食物本身也是中药材，它们并没有非常严格的划分。药物治疗效果快，但药物苦口难吃，特别是对正处于肿瘤术后消化道不良反应严重阶段的患者来说，难以坚持。而食疗如配置得法，烹饪有方，则适口性好，患者易于接受，也因是随餐同进，易于长期服用。

下面推荐几个药膳方：

（1）食欲不振

白术薏仁饭：适用食欲不振、饭后腹胀、腹泻、大便不成形、四肢无力等。

【用料】土炒白术 25 克，薏苡仁 50 克，炒枳壳 15 克，荷叶 1 张，大米适量。

【做法】先把荷叶铺在笼屉上，放入白术、薏仁、枳壳，米饭铺在药上，用旺火蒸 30 分钟，拣去白术、枳壳即可食用。

（2）便秘

桑葚芝麻面：适用于大便干燥、秘结，体虚，排便无力，脾胃虚弱等。

【用料】桑葚 30 克，芝麻 30 克，面粉 150 克，食盐、味精、酱油少许。

【做法】将黑芝麻用小火炒香；桑葚洗净后，加水适量，用大火煮沸后，转用小火煮 20 分钟，去渣留汁。将桑葚汁放入面粉内，加水适量，揉成面团，擀成面条。黑芝麻捣成泥。锅内加水适量，置武火上烧沸，下入面条，烧开，煮 4 ~ 5 分钟。熟后，捞出放入有佐料、黑芝麻泥的碗中，拌匀即成。

（3）疲乏

四色粥：适用于乏力倦怠、面色苍白、烦躁、口渴等。

【用料】绿豆、红豆、黑芝麻、麦片各适量。

【做法】绿豆、红豆、黑芝麻、麦片加水煮粥。

高丽参焗米饭：适用于体弱疲乏，气虚无力，或兼有胃口不佳。

【用料】高丽参 15 克，大米适量。

【做法】大米饭煮至水干时，放入高丽参薄片，火焗透。

【注意】只吃饭不吃参，参片留着，下一顿再焗，大约焗三顿饭，此时可将淡了味的高丽参与饭一起吃，疗效甚佳，15克高丽参以三焗为一个疗程。

（4）痰液量多黏稠

橘皮饮：适用于痰多、痰黏、咳嗽、胸膈气闷，呕逆，消渴等。

【用料】橘皮10克，杏仁30克，老丝瓜10克，白糖少许。

【做法】橘皮洗净，除去杂质；老丝瓜洗净；杏仁去皮，去尖，洗净。将橘皮、杏仁、老丝瓜放入锅内，加清水适量，用大火烧沸后，转用小火煮20分钟，去渣留汁，再加白糖拌匀即成。

87 化疗后静脉炎如何进行中医护理？

化疗是临床最常用的肿瘤治疗手段之一。由于化学药物的细胞毒性以及长期静脉置管用药对人体的静脉血管带来的伤害，静脉炎已成为临床最常见的化疗毒副作用的局部体现。

预防静脉炎，中医妙招多，可以通过中药外敷、艾灸等预防。

（1）中药外敷：这是预防化疗后静脉炎最常用的方法，

用药原则是清热解毒、凉血活血。

清热解毒：可以选用如意金黄散，以绿茶水调开呈糊状，外敷局部注射区域及周边皮肤。如意金黄散药物组成为大黄、黄柏、姜黄、白芷、天花粉、苍术、厚朴、甘草等，以清热药为君、化湿药为辅，同时茶在古代也被作为药物使用，具有解毒的功效，也可用蜂蜜或麻油以及凡士林代替。如意金黄散在静脉注射区域外敷可起到局部降温，缓解炎症，消除肿胀的效果。此外，类似作用的三黄散、外用应急膏等药均可起到良好的预防效果。

凉血活血：可选用红花酒精纱布局部湿敷，红花活血，酒精温通，两者配合使用，可以起到活血散瘀的作用。也可使用三七叶捣成细泥样外敷，降低静脉炎的发生率。

（2）艾灸：具有温通散寒、活血消肿的作用，其优势在于操作简单，安全有效，更适合居家护理使用。

编者所在科室临床常用的是雷火灸，有安全方便的外壳装置，将艾柱插入固定孔位点燃后，以配套的胶布圈将装置固定于施灸部位熏灸。通过调节外壳装置上的进风孔大小调节热力，一般每次连续燃烧一到两柱，至皮色微红即可。中医认为，大部分化疗药物属于寒湿性药物，雷火灸的热力和药力作用可促使局部寒气尽快消散，起到温通经络、散寒止痛的效果。

有的患者会问，已经形成了红肿疼痛的静脉炎有什么办法缓解吗？除了选择以上外敷药物之外，急性红肿热痛期可选用大黄、芒硝各 250 克，置于纱布袋中外敷肿块，待到纱布袋内药物吸收水分后融合成块后，即可更换新的药材继续外敷，此种方法可以起到快速消肿止痛的效果。

部分患者因为静脉炎未得到及时控制，或注射时发生药物渗漏，导致周边软组织炎性溃疡甚至坏死，此时需及时寻求疮疡专科医生帮助，清创后使用生肌类外用软膏外敷换药，促进伤口愈合。常用的中药有解毒生肌膏、生肌长皮膏、生肌玉红膏等外用软膏以及生肌散、九一丹等药粉。

88 中医养生如何调节肿瘤患者情志?

我来解答

人们在医院常常会听到医生对患者说："把心放宽一些，不要总是想着自己的病，这样对治病有好处"。这些话语看起来都是一些老生常谈，但细细斟酌，的确是不无道理。那么，情志变化对于肿瘤患者来说真的那么重要吗? 出现了情志问题我们又应该如何应对呢? 下面我们就来聊一聊。

肿瘤患者情志会发生哪些变化?

（1）焦虑。焦虑是肿瘤患者最初也是最常见的情绪反应，由于病种的特殊性，患者往往会出现过度焦虑，既担心疾病的治疗结果、又担心治疗过程中可能承受的痛苦，同时也担心给家庭带来困扰等，严重的会坐立不宁、寝食难安。

（2）抑郁。肿瘤患者普遍存在抑郁情绪。有报道指出，有4.5% ~ 58%的肿瘤患者存在抑郁症状。患者常表现出情绪低沉、闷闷不乐、懒言少语，对以往的兴趣爱好不再热爱。

（3）恐惧。虽然医学飞速发展，但"谈癌色变"仍然是当今人们对肿瘤的普遍态度。患者会对肿瘤可能引发的一切产生恐惧，如疼痛、转移、手术、放疗、化疗，甚至死亡等等。

（4）失望，甚至绝望。对于治疗效果不佳，或肿瘤进展迅速的患者来说，会感到无助、无望、悲伤、沮丧等负面情绪。

现代医学研究发现，情志异常能够通过神经内分泌系统促进肿瘤的发生发展，情志异常也可以通过促进炎症发生和干预细胞免疫来削弱人体抗肿瘤免疫功能，这对患者的生活质量和癌症预后都起着至关重要的作用。因此，我们必须重视肿瘤患者情志的变化。

中医学认为，情志与疾病有着非常密切的关系。"七情致病"指的是喜、怒、忧、思、悲、恐、惊七种情志的不畅可以致病。早在中医经典名著《黄帝内经》中就有关于七情致病的论述："怒伤肝、喜伤心、忧伤肺、恐伤肾、思伤脾"。《重订严氏济生方》亦有"有如忧、思、喜、怒之气，人之所不能无者，过则伤乎五脏，逆于四时，传克不行，乃留结而为五积"之说，这里的"积"即包括了恶性肿瘤在内的多种疾病。也就是说，早在古代，就有医家认识到不良情绪与肿瘤的发生发展及恶化有很大的关系；而积极向上的情志，对肿瘤康复有很大的帮助，甚至可以延长生命。

遇到情志问题怎么办？中医经典《素问·上古天真论》中早就给出了答案，"恬淡虚无，真气从之，精神内守，病安从来？"短短的16字即为调节情志的精髓所在。其大概意思可以解释为：思想上清静淡泊，无欲无求，体内的正气便会和顺不乱，精神亦能安守于内而不散失，这样病邪就无法侵害人体。

目前中医主要通过以下方法治疗情志问题：

（1）穴位按摩。殊不知，人体自带调畅气机和控制不良情绪的穴位。例如，在出现情绪急躁、心绪不宁时可以尝试按揉太冲穴。太冲穴，俗称"消气穴"，它位于足背，在足背第1、第2跖骨间，跖骨结合部前方凹陷中。

（2）中医传统功法，如太极拳、五禽戏、易筋经、八段锦等，都是以中医理论为指导，可以"调身、调息、调心"，使人体气机畅调、阴阳平衡，从而提高人体免疫功能，对调节肿瘤患者的心理状态有积极影响。

（3）逍遥丸、柴胡疏肝散等药物也是很多人耳熟能详的中医古方，它们都有疏肝解郁、调节情志的作用。必要时，可以在医生的指导下服用此类药物。

（4）五音疗法。听音乐可以调节人的情志，这在中医理论中是有据可循的。对于情志忧郁的患者可以选择格调欢乐、舒畅的曲目，以达舒心解郁的目的。

89 中医药如何治疗预防口腔颌面部恶性肿瘤的复发转移?

 我来解答

口腔颌面部恶性肿瘤以手术切除为主要治疗手段，但仍存在肿瘤复发或淋巴结转移的情况。中医药被广泛应用于恶性肿瘤各个阶段的治疗，以"扶正"和"祛邪"为两大原则，预防肿瘤的复发和转移，临床中有不错的效果。

■ 第一，扶助正气，平衡脏腑。

中医所说的"正气"是人体抵抗病邪的能力。正气充盛时，来自体外、体内的邪毒容易被祛除；正气虚弱时，则更容易生病。癌症患者往往身体虚弱，这种虚弱来自于生活状态、肿瘤消耗，以及受手术、放化疗等抗癌治疗的影响。多重因素导致了虚弱、正气不足、抵抗能力下降，这种情况下，身体中残余的癌毒更容易在人体生长、发展，导致复发和转移。

扶助正气是中医预防肿瘤复发和转移的关键。中医扶助正气绝不是一股脑地投入大量滋补药物，而是会根据癌症患者的具体情况，辨别五脏六腑虚损之处，找到症结所在，既着眼于疾病整体，也关注具体的脏腑。以下列举一些肿瘤患者的中医分型：

（1）脾胃气虚：表现为倦怠、乏力、胃口不佳、进食量少、大便不成形。常用的方剂为四君子汤，包括人参、白术、茯苓、甘草。

（2）心脾两虚：表现为心慌、失眠、健忘、乏力、食少、皮下紫癜等。常用的方剂为归脾汤，包括白术、茯神、黄芪、人参、当归、木香等。

（3）肺卫不固：表现为怕风、多汗，容易感冒。常用的方剂为玉屏风散，包括防风、黄芪、白术。

（4）肾阴不足：表现为腰膝酸软、头晕、耳鸣、盗汗、手足心热。常用的方剂为六味地黄丸，包括熟地黄、山茱萸、山药、茯苓、牡丹皮、泽泻。

（5）肾阳不足：表现为腰腿怕凉、腰痛、腿软、白天尿少、夜晚尿多。常用方剂为肾气丸，包括干地黄、山药、山茱萸、泽泻、茯苓、牡丹皮、桂枝、附子。

（6）气阴两虚：多见于放化疗治疗后，表现为汗多、乏力、干咳、口干舌燥，或放疗区域皮肤干燥。常用的方剂为生脉散，包括人参、麦冬、五味子。

■ **第二，祛除余邪，改善体质。**

中医认为"痰""瘀""毒"是肿瘤生成的三大元凶。这三种病邪在体内生成并停留，与体质有一定的关系。比如体质虚寒易生痰、生湿，情绪不畅者易生郁、生瘀，痰瘀在经络中长期停留，气血不通，日久生热、生毒，痰、瘀、毒互结而生瘤块。患者体内原有的痰、瘀、毒仍在，适合肿瘤生存的环境没有改变，这是肿瘤转移与复发的重要原因。

人的体质与天生禀赋和后天的生活习惯有关，调整体质、改善人体内在环境也需要一个过程，不能一蹴而就。

不同的病邪可表现出不同的症状，也需要用相对应的药物来治疗。如：

（1）痰停体内：可表现为身体沉重、皮肤油腻、咳嗽痰多、胸闷心痛、精神不振、水肿等。常用的药物包括半夏、白芥子、胆南星、竹茹、陈皮等。

（2）瘀邪内阻：可表现为身体局部刺痛、面色黧黑、手足麻木、下肢血管扩张、口唇指甲色暗、易生肿块等。常用的药物包括当归、赤芍、莪术、三棱、桃仁、红花等。

（3）毒邪内蕴：往往发病急、转变快、病性猛烈，对身体损害严重。表现为高热、昏迷、吐泻、肿痛、溃烂、出血等。治疗往往较为复杂，不能一言概括。

"扶正"与"祛邪"两大法宝在恶性肿瘤治疗中往往需要同时应用。医生会根据具体病情综合考量，决定是先扶正还是先祛邪，是扶正多一点还是祛邪重一点。患者在寻求中医治疗时需选择正规医疗机构就医，避免迷信偏方。

90 癌性疼痛的中医治疗思路是什么？

我来解答

　　癌性疼痛（简称"癌痛"）是指由肿瘤本身或抗肿瘤治疗所致的疼痛，通常表现为慢性疼痛。初诊肿瘤患者疼痛的发生率约为 25%，晚期肿瘤患者疼痛的发生率可达 60% ~ 80%，其中约 33% 为重度疼痛。癌痛给患者造成极大的身心痛苦，严重影响患者的生活质量。目前现代医学的"三阶梯"止痛疗法在缓解疼痛方面起效快、疗效确切，但存在耐药性、成瘾性等不良反应。中医药治疗疼痛历史悠久，历代医家在中医理论的指导下对于癌痛的治疗也积累了丰富的经验。且中医疗法安全性高、副作用及不良反应较小，帮助患者缓解疼痛的同时又可改善全身症状及其情志，发挥了不可忽视的作用。

　　中医学无"癌痛"之名，将癌痛归属于"痛证"范畴。中医药在癌痛治疗的各个阶段，均可发挥一定作用：

　　（1）预防癌痛的发生：针对癌痛产生的病因病机，如气滞、血瘀、痰阻等，可以在疾病早期对患者进行中医辨证后，相应地使用行气导滞、活血化瘀、化痰散结等方法，在消瘤的同时，对于"不通"之处提前进行"疏通"，从而可以在一定程度上预防癌痛的发生。

　　（2）止痛或与癌痛三阶梯治疗相结合：对于轻度疼痛

者，可根据患者的耐受程度、基础疾病及个人意愿，选择中医药治疗或非甾体类抗炎镇痛药；对于中重度疼痛者，在使用阿片类药物镇痛的基础上，可根据疼痛的性质，中医辨证后选择适宜的中医药治疗方法，从而协同发挥止痛作用。

（3）缓解阿片类药物的不良反应：阿片类药物常见便秘、恶心呕吐、嗜睡、眩晕、皮肤瘙痒等不良反应，且久用会有成瘾性和耐药性。而中医治疗不具有成瘾与耐药性，还会根据患者的病证变化灵活加减，且针对阿片类药物的常见不良反应，可根据证候特点辨证治疗，具有较好疗效。

因此，中医治疗癌痛不是单纯的"见痛止痛"，而是根据患者的疼痛性质、病因病机、邪正盛衰情况，进行辨证施治。在帮助患者缓解疼痛的同时，也可改善全身症状，提高肿瘤患者的生活质量。

91 肿瘤术后面瘫怎么办？

我来解答

面部神经的重要性不言而喻，从开怀大笑到愁眉苦脸或者哭泣，它使人们可以通过说话和面部表情来表达自己，精确反映酸、甜、苦、辣的味觉也是面部神经的功能。口腔肿瘤手术由于其肿瘤的性质、手术方式等因素常常出现面神经的损伤，如果得不到及时正确的治疗，可能遗留多种后遗症，甚至导致永久性的面瘫。那么肿瘤术后面瘫如何治疗呢？

一旦发生口腔肿瘤术后面瘫，最有效的解决办法是迅速修复受损的面神经。可以通过热敷、药物、按摩、针灸、面部锻炼等治疗方法促进面神经的迅速恢复。

如果术后面神经损伤比较轻微，仅仅表现为口角稍微偏斜、抬眉力量弱等，可以给予热敷，服用维生素 B1、甲钴胺等营养神经药物，配合面部肌肉运动训练和伸展训练等，帮助患者恢复面部表情肌的功能和促进肌肉松弛，减轻僵硬感。一般经过几个月至半年左右的治疗即可逐渐恢复。

稍微严重的术后面神经损伤，需在上述治疗的基础上进行针灸、按摩，并配合中药外敷等方法进行治疗。通过针刺风池、翳风、地仓、迎香、合谷等穴位，舒筋活血、通络止痛，可以有效促进面部神经末梢的再生和修复，改善面瘫症状。根据患者体质，对面部的穴位酌情使用电针，治疗的强度以患者的面部肌肉出现微微跳动，以患者能够耐受为度；一些久刺没有显著疗效的患者，可采取皮肤针治疗，对颧髎、阳白、地仓和颊车等穴位或患侧面肌进行叩刺，局部出现潮红即可，每日或者隔日行针 1 次；也可配合温和灸患侧以温经活血。针灸对面瘫有明显的治疗效果，越早治疗所获得的治疗效果和恢复速度就越好，且后遗症出现的概率也比较低，并且针灸对身体造成的副作用比较小。

此外，按摩和中药外敷也可以促进面部血液循环，有助于缓解面瘫症状。患者治疗的同时还要注意休息，注意面部保暖，避免受凉，饮食上要多吃富含蛋白质、维生素的食物。

92 针灸有助于口腔肿瘤术后康复吗?

针灸近年来已被国内外研究者广泛应用于肿瘤的术后康复，那么针灸如何提高患者机体的免疫力，发挥抗癌抑瘤的作用呢？

针灸治疗肿瘤早在《黄帝内经》中便有记载。从中医方面来讲，其一，针灸可扶助正气、增强机体抗肿瘤能力；其二，可祛除邪气，疏调气血，防止热毒、瘀血、痰湿积聚形成癌肿。从西医角度来看，针灸与手术或放化疗不同，针灸运用于肿瘤的治疗并非直接作用于肿瘤，而是通过影响整个神经－内分泌－免疫网络，使机体产生抗肿瘤的效应。因此，口腔肿瘤患者术后进行针灸治疗，可促进机体的康复、防止肿瘤复发和转移。此外，现代医学研究表明，针灸不仅能够提高肿瘤术后患者机体的免疫力，还可镇痛、减轻放化疗的毒性反应，以及对症治疗一些术后不适症状。

针灸治疗肿瘤的方法如下：

（1）毫针疗法：主要通过刺激经络和穴位，以疏通经络、调和阴阳、扶正祛邪，从而达到增强体质、抗癌抑瘤的目的。必要时可配合电针加强刺激。

（2）艾灸疗法：包括温和灸、温针灸、隔物灸、直接灸等，其点燃后产生的艾热刺激人体经络或穴位，能起到温经散寒、通经活络、行气活血的作用。对于气血不通、虚寒、体质衰弱的肿瘤术后患者尤其适宜。另外，灸法还能抑制癌细胞增生，延缓发展；提高机体免疫功能；消除或减轻放、化疗的毒副作用。

（3）其他疗法：头皮针、耳针、揿针等，可增强体质，改善术后症状，加快机体康复。

针灸治疗肿瘤时应结合局部和全身兼症来选取穴位，常用的穴位主要分为以下 4 类：

（1）提高免疫力取穴：大椎、关元、中脘、足三里、三阴交等，可起到增强体质，提高免疫力作用。

（2）防治放化疗损伤取穴：大椎、膈俞、中脘、内关、足三里、绝骨、三阴交等，可预防和治疗放化疗的毒副作用。

（3）补血升白类取穴：膈俞、血海、肾俞、关元、足三里、脾俞、三阴交、气海等穴位，可养血补虚生髓，纠正红、白细胞低下等骨髓抑制现象，改善放、化疗所致的造血功能障碍。

（4）止痛取穴：局部和远端取穴（如合谷、太冲）相结合，起到活血化瘀、消肿止痛之效。

针灸在肿瘤术后康复治疗中能够快速起效，主要适应证有：可调理脏腑阴阳气血，增强免疫力；对痛证效果极佳；还可缓解放化疗导致的毒副作用，对白细胞低下疗效确切。此外，针灸对术后及放化疗引起的恶心、呕吐、腹胀、便秘、腹泻、乏力、口干、失眠等也有不错的缓解作用。

但针灸治疗肿瘤还需注意：

（1）过劳、饥饿、精神紧张的患者，不宜立即针刺。

（2）体质虚弱的患者，刺激不宜过强，并尽量采用卧位，留针时间不宜过长。

（3）避开血管针刺，以防出血。有自发性出血倾向或损伤后出血不止的患者，不宜针刺。

（4）皮肤之感染、溃疡、瘢痕部位不宜针刺。

（5）针刺治疗具有一定危险性，请在专业针灸医师操作及指导下治疗，避免晕针、滞针、折弯针及刺伤、气胸甚至大出血等的发生。

口腔肿瘤患者需要重视术后康复。没有康复的肿瘤治疗不是一个完善的治疗。通过科学、有效的中西医手段，增强体质，提高免疫力，才能抵御癌细胞的转移和复发，让自己的身体尽快地康复。

93 育龄期女性口腔肿瘤患者，如何进行中医调养？

我来解答

育龄期女性在生理上具有月经、带下、胎产等特点，而口腔肿瘤以及抗肿瘤相关的治疗对女性的生殖系统和整体健康都可能造成影响，其中最直观的影响就是月经的改变。

口腔肿瘤及抗肿瘤治疗会对女性产生哪些影响？口腔肿瘤或抗肿瘤治疗后的女性患者脾失健运，气血生化不足，可能会出现月经量少、月经错后、闭经等月经紊乱的表现；且脾运化水液的功能下降，则湿浊内生，可能会出现白带量多等表现。

若肝气郁结，则可能会使月经或提前或后错或闭经、乳房胀痛；若肝郁化火，热扰血海，则可能出现月经量多、崩漏、经间期出血等表现。

育龄期女性口腔肿瘤患者除了可以通过中医医生的辨证处方、辨证针灸等治疗方法缓解症状以外，在日常生活中，也可以自行开展一些具有中医特色的调养方法。例如，药膳食疗和五行音乐等。

以下介绍两种常用药膳：

（1）红枣山药莲子粥：主要适用于脾虚气血化源不足的肿瘤患者，常见表现有月经量少、月经错后、闭经等。用料主要有红枣 10 枚、山药 30 克、莲子 30 克、炒薏米 30 克、大米适量。制作时，将以上用料洗净后入锅加水炖熟即可。具有健脾益气、养血调经的功效。

（2）解郁调经茶：主要适用于肝郁气滞、气机不利的肿瘤患者，常见表现有月经先后不定期、胸闷、乳房胀、常叹气、烦闷等。用料主要有玫瑰花10克、薄荷3克、佛手6克、红茶适量。将以上用料放入杯子中，沸水冲泡后加盖焖5分钟即可饮用。具有疏肝理气、调经除烦的功效。

《黄帝内经》中对于音乐与人体生理病理、养生防病的关系进行了阐述，认为中国传统音乐中的"角徵宫商羽"五音，分别与五行的木火土金水、五脏的肝心脾肺肾相对应："角为木音通于肝，徵为火音通于心，宫为土音通于脾，商为金音通于肺，羽为水音通于肾。"

女性口腔肿瘤患者由于对美观、发音的顾虑，往往容易陷入焦虑、抑郁等不良情绪之中，导致肝郁气滞，此时可以多收听生机盎然的"角"调乐曲，如《胡笳十八拍》等。若术后或放化疗后脾胃功能受损，则可以多收听沉静悠扬的"宫"调乐曲，如《十面埋伏》等。

这些中医调养方法可以作为中医辨证论治的辅助方法，协助促进患者康复，提高其生活质量。

94 肿瘤术后遇上更年期中医如何调理？

 我来解答

　　肿瘤术后，人们常常感觉到十分虚弱，特别是后续还需要进行放疗、化疗以及靶向治疗的人群，更是极度疲劳，与此同时还会伴有各种不适，如恶心、呕吐、周身疼痛、失眠、焦虑等等，苦不堪言。如果此时的女性病人，恰逢进入更年期阶段，毫无疑问更是雪上加霜，那么在这个时候应该怎么办呢？对此，中医有着悠久又丰富的治疗经验。

　　对于肿瘤术后恰逢伴有更年期综合征的病人，中医治疗有其独特的优势，既可避免服用雌激素带来的副作用，又可在改善更年期症状的同时扶助正气，提高机体的抗病能力，有助于肿瘤相关疾病的治疗。

　　中医理论认为这是由于天癸渐枯，肾气渐衰，冲任渐虚，肝肾精血渐少，导致脏腑功能紊乱、阴阳平衡失调而出现一系列症状。"肾为先天之本""女子以肝为先天"，本病之本在肾，常累及心、肝、脾等，致使本病证复杂。古代医家认为此时的治疗原则应以补肾为主，同时配合疏肝理气，调节情志等。

　　中医治疗方法较多，可以通过中医辨证施治，分别采用内治法（内服药物）和外治法（针灸拔罐、推拿按摩、穴位贴敷、穴位埋线、中药熨烫、耳穴贴压等）相结合进行更年期保健，同时运用五行音乐疗法和传统运动功法（五禽戏、八段锦等）辅助改善患者更年期不适症状。另外，多种食疗药膳如甘麦大枣粥、杞菊地黄枣仁粥等也是不错的选择。

肿瘤患者在更年期阶段尤其需注意的几点：

（1）注意心理疏导：更年期综合征与精神情绪颇有关系，因此更年期女性宜多参加室外运动和社会活动，保持心情舒畅，精神要有所寄托，不要沉闷在家，过多忧虑自己的病情。要主动与家人沟通，使家人了解更年期妇女的心理和生理改变，对她们行为或情绪上的异常变化要充分理解，及时给予安慰并避免无谓的争吵。

（2）切不可因为更年期症状严重，而自行使用含有激素类药物、保健品等，有一些性激素依赖性的肿瘤患者是严禁使用雌激素的，如乳腺癌、子宫内膜癌等，一定要在医生的指导下合理用药。

（3）切忌滥用滋腻竣补中药，特别是食欲不好、舌苔厚腻的患者，更需小心谨慎，以免适得其反。

95 针灸可以治疗癌痛吗？

我来解答

疼痛是癌症中晚期患者最常见且最痛苦的症状之一。

中医认为疼痛不外乎"不通则痛"和"不荣则痛"，也就是说疼痛往往是由于气血循环障碍造成，而针灸治疗能够通过刺激穴位或温煦经穴局部作用，很好地疏通经络，促进血液循环，从而达到缓解疼痛、通络止痛的目的。针灸是中医的一种传统治疗方法，根据针灸镇痛原理，对于癌症直接浸润引起的疼痛，癌症发展压迫神经而引发的疼痛，以及肿瘤迅速增大而引起的牵引痛和长期卧床与衰弱等引起的疼痛，针灸都有良好的缓解和抑制作用。

针灸治疗需要根据不同类型的癌痛采用不同的经穴和配方，施行不同的针灸方法。常见的方法如下：

（1）毫针法：毫针是最常见的一种针刺止痛方法，应用范围广泛，配合电针镇痛效果强。

（2）耳针法：耳针起效温和，通过刺激耳朵上的特定穴位，刺激神经和内分泌系统，从而减轻疼痛。

（3）头皮针法：头皮针通过刺激中枢神经，起到缓解疼痛之效。

（4）灸法：灸法包括温针灸、温和灸、隔物灸等，可刺激或温煦穴位，促进血液循环起到活血止痛的作用。

（5）水针法：水针法对于癌痛患者针对性强，起效快。

（6）腕踝针法：对于慢性癌痛患者，腕踝针效果良好，且作用持续时间较长。

需要注意的是，癌症终末期特别虚弱的患者不宜针灸治疗；过饥、过劳、精神过度紧张的癌痛患者暂缓针灸治疗；

对于伴有自发性出血或其他出血性疾病的癌痛患者不宜针灸治疗；对于患者的肿瘤部位也不宜进行针灸治疗。

此外，错误的针刺可能导致意外的发生，需要专业的中医师进行操作；针灸止痛存在个体差异，因此它也不是万能的，不能替代正规的癌痛治疗。对于某些急重症癌痛患者，可根据具体情况采取综合治疗，以免延误病情，这样才能更好地发挥针灸止痛效果，提高癌痛患者的生活质量。

96 中医可以治疗口腔癌前病变吗?

我来解答

口腔癌前病变，一般是指一些具有癌变风险的口腔黏膜病变，如口腔扁平苔藓、口腔白斑、复发性阿弗他溃疡、口腔红斑等。正常情况下，口腔黏膜应该呈粉红色，颜色均匀，光滑湿润，表面完整，没有肿胀、破损、出血或疼痛，且受到轻微损伤后能较快自愈，而不出现异常的颜色改变或组织增生。当口腔黏膜性质有异常改变时，就要警惕是否发生病变，尤其是癌前病变。

对于口腔癌前病变，如果不及时干预，听之任之，则会有癌变的可能。中医对口腔癌前病变的治疗，符合其"治未病"的理念，"治未病"不仅是指"未病先防"，即疾病的预防，还包括"既病防变"，意思是在疾病早期及时进行干预，防止疾病进展。

■ 第一，中药内服。

中医治疗口腔癌前病变时，结合患者局部与全身症状、舌象、脉象先进行辨证分型，根据患者的具体证型再进行处方。口腔癌前病变虽包含多种具体疾病，但多数具有相同或相似的中医证型，常见的中医证型包括：

（1）湿热中阻：患者多伴有腹胀、口苦口黏、口气臭秽、大便稀溏、常有排便不净之感、小便黄赤、舌苔黄厚腻等表现。治疗时常使用黄连、黄芩、黄柏、苦参、栀子、薏苡仁等具有清热利湿作用的中药。

（2）心火上炎：患者病灶处可能会有灼热疼痛的感觉，多伴有心烦、失眠、小便灼痛、舌尖红等表现。治疗时常使用丹皮、栀子、淡竹叶、连翘等具有清心火作用的中药。

（3）肝郁气滞：患者平素易焦虑、抑郁，多伴有胁肋部胀闷不舒、喜欢叹气，女性患者多见乳房胀痛等表现。治疗时常使用柴胡、香附、青皮、郁金、预知子等具有疏肝理气作用的中药。

（4）阴虚火旺：患者病灶处可见隐隐作痛，多伴有手脚心热、睡眠盗汗、失眠多梦、腰膝酸软、舌红少苔等表现。治疗时常使用生地黄、玄参、百合、麦冬等具有滋阴清热作用的药物。

■ 第二，中药含漱。

针对患者口腔内的局部病变，中药含漱可以使药物直接作用于病变部位，可以起到辅助治疗作用。具体处方一般会结合患者的中医辨证分型，适当加入黄连、苦参、板蓝根、薄荷、冰片、煅石膏、珍珠母等具有抗炎抗菌、舒缓或敛疮作用的中药。

一般用法为：清水或淡盐水漱口后，取适量中药药液入口含住，不要咽下，含漱时间通常为数十秒到数分钟不等。在漱口过程中，尽量让药液覆盖到口腔内所有病灶。完成漱口后，将药液吐出，在漱口后的 30 分钟内，尽量避免进食与饮水，以确保药物在口腔和咽喉区域停留足够长的时间，发挥最佳效果。每天 2 ~ 3 次，餐后为佳。

此外，患者应注意调整饮食与生活方式：避免辛辣刺激性食物的摄入，尤其是烟酒、槟榔、辣椒、咖啡等刺激性食物和饮料，以免加重对口腔黏膜的刺激；保持良好的口腔卫生习惯，定期刷牙、漱口；保持心情开朗，避免紧张焦虑等不良情绪。

口腔癌前病变的逆转需要较长时间，因此需要坚持治疗，不可半途而废。中医治疗虽然在口腔癌前病变的治疗上可行且有效，但需在医生指导下进行，避免自行用药与误导，保证治疗的安全和有效性。

<small>口腔</small>肿瘤不可怕，<small>中西医</small>结合疗效佳

97 口腔癌术后张口受限、咀嚼功能障碍，可以通过针灸来治疗吗？

 我来解答

口腔癌患者，尤其是晚期患者常需接受广泛的口腔内组织结构切除并进行缺损重建手术，手术造成的咀嚼肌损伤、术后组织粘连、移植皮片、手术造成的瘢痕都可能会因挛缩和纤维化而致患者张口度减小，咀嚼功能障碍。同时，手术过程中可能累及颞颌关节、下颌神经，造成不同程度的损伤，导致关节强直、神经支配的相关肌群功能减退，进而限制了口腔的张合以及咀嚼功能。此外，术后伤口带来的疼痛使得患者因疼痛恐惧心理而不敢张口或进行正常的咀嚼活动。

针灸能发挥哪些作用？

（1）促进血液循环：针灸能疏通局部经络气血，改善血液循环，加速炎症病理产物的排出，从而减轻肿胀和炎症，促进术后康复。

（2）缓解疼痛：针刺穴位可以促使脑和脊髓释放 5- 羟色胺和内源性阿片肽等镇痛物质，从而缓解疼痛。

（3）松解粘连，缓解痉挛：针灸可松解局部僵硬肌肉纤维和瘢痕周围的挛缩组织，减小局部张力，有助于改善肌肉紧张和痉挛，恢复正常的张口和咀嚼功能。

（4）恢复神经功能：针灸能调整神经传导，促进神经

<small>164</small>

生长因子的分泌，增加神经营养物质的供应，促进神经再生和修复，恢复其支配肌肉的兴奋性和功能。

针灸在缓解术后张口受限、咀嚼功能障碍方面具体应用如下：

（1）选穴

下关、颊车为局部取穴。下关穴，其所处位置为下颌关节活动的关口，位于颧骨下缘与下颌切迹间的凹陷中，其下有咬肌、翼外肌。颊车穴位于下颌角前上方一横指处，用力咬牙时咬肌隆起的地方。针刺此二穴可疏调颞颌关节局部经络气血，减轻咀嚼肌群的紧张状态，进而缓解张口受限，改善咀嚼功能。

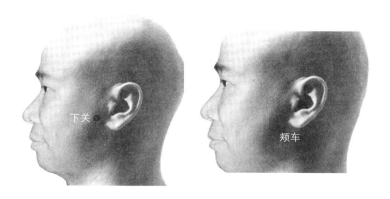

合谷、足三里两穴所归属的手阳明大肠经和足阳明胃经皆循行经过颊部，循经远取此二穴可疏通阳明经气，以收开关启闭之效。且足三里为补益要穴，有调理脾胃，扶正培元之功，有助于缓解口腔癌患者术后疲乏、食欲不振、疲乏等

症状。"面口合谷收"，合谷为治疗头面部疾病的要穴，又为镇痛要穴，选之可加强疏经通络、开噤、解痉止痛之效。

此外，还可针取阿是穴，即术后颌面部压痛点、瘢痕挛缩、肌肉紧张处，如此可直达病处，疏调病灶处瘀滞之气血。

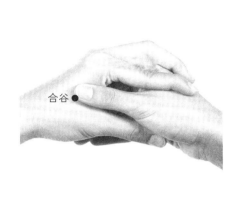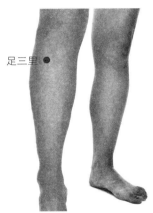

（2）选用合适的刺灸方法

除普通针刺外，还可加用电针以加强刺激强度，增强镇静止痛、改善血液循环、调整肌张力的作用。也可在针刺的基础上联合艾灸，灸火的柔和热力和艾叶的温热药性，可温经通络、调和气血，从现代医学的角度而言，其能扩张局部血管，加速局部新陈代谢，达到消炎止痛、修复局部损伤组织的作用。

畏针的患者可在家自行用艾条熏灸上述穴位，也可以手揉按上述穴位，也有利于术后口腔张合和咀嚼功能的恢复。

总之，针灸疗法可在一定程度上帮助口腔癌患者缓解术后的痛苦和不适，促进康复进程。在接受针灸治疗时，应选择专业的针灸医师进行操作，患者在康复中也需积极配合医师的建议，并与其他康复手段相结合，以实现疗效的最大化。

98 放疗后，口咽疼痛怎么办？

我来解答

放射性口腔黏膜炎常在放疗的第 2 ~ 3 周出现，放射线照射后，口腔黏膜脆性增加，容易破溃。同时，唾液腺也受到放射性损伤，唾液分泌量明显减少，导致口腔的自洁作用降低，引发口干、口臭，甚至发生感染。此外，放射线直接损伤了口腔黏膜毛细血管，使局部微循环血管变窄或发生堵塞，引起局部循环障碍，导致黏膜表面充血、水肿，压迫末梢神经引起疼痛。

从中医视角而言，放射线属火热毒邪，火热毒邪可直接灼伤口腔黏膜、血络，络脉瘀滞，血肉腐坏，黏膜出现红肿热痛，发为口疮。同时，火热毒邪易耗气伤津，日久气阴两虚，阴虚生内热，虚火上炎，口舌受灼，亦可溃烂成疮。治疗有内治和外治：

■ **第一，内治法。**

常根据患者口腔黏膜的症状、全身兼证、舌脉，辨证论治，常见证型如下：

（1）心脾积热证：症见口腔黏膜溃点，或溃面，多则融合成片，溃面色黄，红肿灼痛，口渴，口臭，心烦失眠，便秘尿黄，舌红苔黄，脉数等。方用凉膈散（大黄、芒硝、甘草、栀子、薄荷、黄芩、连翘）泻火解毒，清上泻下。亦可用中成药双花百合片（黄连、苦地丁、地黄、板蓝根、紫草、金银花、淡竹叶、干蛇胆、百合、细辛）清热泻火、解毒凉血。

（2）阴虚火旺证：症见口腔溃烂，量少，或舌根、舌下溃点，色灰白，周边微红肿，稍痛，口腔此愈彼起，绵延不止，手足心热，或骨蒸潮热，腰膝酸软，口舌干燥，舌红少苔，脉细数。方选知柏地黄丸（熟地黄、山茱萸、山药、泽泻、茯苓、知母、黄柏、牡丹皮）滋阴补肾，降火敛疮。中成药则可选用口炎清颗粒（天冬、麦冬、玄参、金银花、甘草）滋阴清热，解毒消肿。

■ 第二，外治法。

（1）中药含漱：金莲花、蒲公英、麦冬各 10 克，加入300 毫升水中，以小火煎沸 5 分钟，然后熄火，再焖 5 分钟制成含漱液。金莲花是治疗口疮的要药，《本草纲目拾遗》载其"味滑苦，无毒，性寒，治口疮喉肿"；蒲公英清热解毒，消肿止痛；麦冬养阴益胃，生津除烦。三药同用，共奏滋阴清热，解毒消肿之功。

使用方法：将药液含于口中，持续含漱 3 ~ 5 分钟后吐掉，每天饭前、饭后含漱，可清洁口腔，有利于口腔炎症的消除，促进破损黏膜局部愈合，缓解疼痛。

（2）中药外涂：常用的外涂药包括冰硼散、锡类散、口腔溃疡散、六神丸。

方法：将药物直接涂抹于患处，可起到止痛、敛疮、生肌的作用。本法使用简单，携带方便，尤宜于工作忙碌的上班族。

■ **第三，放射性口腔黏膜炎患者还需多做预防措施。**

（1）保持良好的口腔卫生，勤刷牙（使用细小的软毛牙刷），勤漱口，多饮水。

（2）饮食方面宜清淡，尽量选择流质、松软、营养丰富的食物，多食用新鲜蔬果，避免过酸、过甜、辛辣、质硬的食物，戒烟酒。

（3）每日多进行张口、鼓腮、叩齿、咽津等锻炼。

放射性口腔黏膜炎的防治需引起重视，中医素来提倡防患于未然，建议在放疗开始之际就介入中医药治疗，通过中西医协同治疗，优势互补，以最大程度地减轻患者放疗后的口咽之"痛"，提高患者的生活质量，让他们重展笑颜。

99 保健品有抗癌功效吗？癌症术后如何配合食疗？

我来解答

保健品不能替代抗癌药物！

保健食品系指具有特定保健功能的食品，适宜于特定人群食用，具有调节机体功能，不以治疗疾病为目的，正规保健食品有批准文号、保健食品标志等。保健品和药品是有根本区别的，保健品在适应证范围内，对人体有一定益处。但是部分不良厂商为谋巨额利益，夸大产品功效，声称具有抗癌功效，进行虚假广告宣传，患者也因畏惧药物的副作用，相信保健品可以帮助恢复健康，停用治疗药物，错过了最佳治疗时机。应当切记保健品不可代替药品，以免延误病情。

在古代，药物、食物没有明显的界线，称"药食同源"，即中医学认为每一味食物如同中药一样，具有咸、酸、甘、苦、辛五种味，并有寒、热、温、凉四种性气。四气与五味是中药性能中最重要的方面，也是食物性能中最重要的内容，中医食疗利用食物的不同"四气"和"五味"来调整人体气血阴阳，祛邪扶正以恢复健康。

食疗既不同于一般菜肴，也不同于治病药物，而是具有某种特定治疗、保健作用的特殊食品，因此需要遵循医生的专业指导。

　　不良的生活、饮食方式与肿瘤的发生密切相关，不少肿瘤属于营养过剩所致，此类患者中医辨证多属实证，但肿瘤患者在接受手术、放化疗后往往出现虚弱的表现，中医讲"虚则补之"，食疗与药物治疗相比，相对比较温和，因此适当食疗有助于患者身体状态快速调整，增强体质，加速正气的恢复，与邪气进行斗争。

　　在食疗中，中医主张辨证施"补"，即针对不同的"虚"给予适当的"补"。比如气虚证，可选择补气的山药、莲子、白扁豆等；血虚证，可选择红枣、龙眼肉、桑葚等；阴虚证，可选择百合、芝麻、银耳、核桃等；阳虚证，进补时可选择枸杞、芡实、灵芝等。

　　因此，应当分清气血阴阳虚损的偏重，适当给予补充，做到有的放矢，才能达到预期的目的。但经过一段时间的治疗后，患者体质恢复，则应及时调整，以攻邪为主，防止补而太过，也就是说食疗进补也有时效，建议"中病即止"，随时根据病情变化，而给予不同的食疗方案。

100　口腔肿瘤患者常见舌象各有什么意义？

我来解答

　　按脉诊舌，是大众对中医的直观印象。中医通过查外观内，尽可能收集体表能观察到的疾病信息，并进行汇总分析，从而判断病情，进而给予处方。其中，望舌是中医诊断、治疗疾病的重要环节，中医在悠久历史中积累了丰富的望舌诊病经验。

通过实践发现，在疾病的发展过程中，舌的变化迅速而鲜明，是反映五脏六腑病理变化的"镜子"。五脏六腑的病变可反映于舌面，具有一定的分布规律：舌尖对应心肺；舌中对应脾胃；舌根对应肾；舌两侧对应肝胆，如图所示：

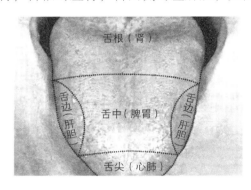

舌的不同部位反映不同脏腑的功能状态，那具体如何看舌呢？

在中医学中，舌诊主要包括看舌质和舌苔两个方面。舌质即看舌体，主要包括舌体的色、形、态等；舌苔则是舌体上附着的一层苔状物，主要看苔色和苔质两方面。舌质和舌苔的变化，可以反映人体的病理状态，医生据此并结合舌体不同部位所对应的脏腑，综合分析，从而判断病情。

正常舌象的特征，常概括为"淡红舌，薄白苔"，即舌体柔软灵活，舌色淡红明润，舌苔薄白均匀，苔质干湿适中。

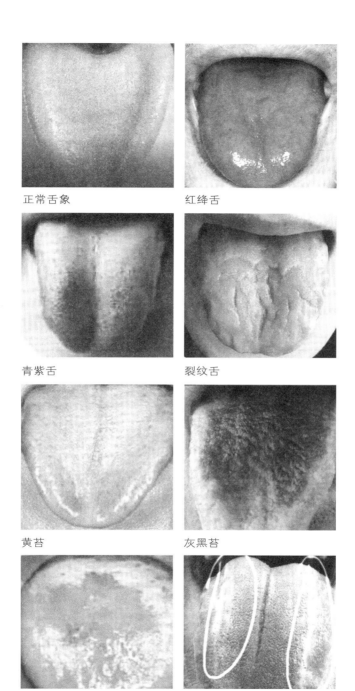

正常舌象　　　　　　　　红绛舌

青紫舌　　　　　　　　　裂纹舌

黄苔　　　　　　　　　　灰黑苔

剥脱苔　　　　　　　　　舌缨线

扫一扫 见彩图

173

下面，我们介绍口腔癌患者常见舌质及舌苔的类型。

（1）红绛舌：舌色深红或者暗红，多表示患者体内热盛，气血沸涌。舌体脉络充盈，血液浓缩而瘀滞，故舌呈绛色。

（2）青紫舌：舌色表现为紫色，提示患者存在气血瘀滞的问题。

（3）裂纹舌：舌面上出现各种形状的裂纹、裂沟，沟裂中并无舌苔覆盖，通常是热盛伤津的结果，提示内热亢盛、损耗阴液、舌体失润。

（4）黄苔：舌苔呈黄色，主热证、里证，苔色愈黄，说明热邪愈甚，提示邪热熏灼于舌，故苔呈黄色。

（5）灰黑苔：舌苔呈现灰黑色，提示阴寒内盛，或里热炽盛，一般黑色越深，提示病情越重。

（6）剥脱苔：舌苔全部或部分脱落，脱落处光滑无苔，可以看见舌质，一般主胃气不足或气血两虚，也是全身虚弱的一种征象。

（7）舌缨线：舌面两侧出现的细长黏腻的白色唾液线，多为痰气郁结或肝气郁结的表现，此类患者常伴随较为严重的情绪问题，如焦虑或抑郁。

望舌是中医诊病的重要内容，因此必须注意排除一些其他因素所造成的虚假舌象。

首先，饮食因素可以影响舌象，进食可使舌苔由厚变薄，饮水可使舌苔变得湿润，辛热食物可使舌色变得更加鲜红，带有颜色的食物或者药品可直接改变苔色，牛奶、豆浆等可使舌苔变白、变厚；食用蛋黄、橘子、柿子、核黄素等，舌苔可被染成黄色；吃橄榄、酸梅，长期吸烟等，舌苔可被染成灰色、黑色。其次，药物因素也会对舌象造成一定影响，如长期服用某些抗生素，可产生黑腻苔或霉腐苔。最后，口腔情况对舌象也有部分影响，牙齿残失，同侧舌苔可能变厚；镶牙可以使舌边留有齿痕；睡觉时张口呼吸，可以使舌苔增厚、干燥等。

以上是影响舌诊的混杂因素，可能会干扰医生对病情的判断，因此看病前应尽量避免，或者提前告知，以免误诊。

对于口腔癌术后舌体缺如的患者，无法看到舌体的全貌，此时可仔细观察部分残存舌体的舌苔，一般认为，舌质主要反映脏腑虚实、气血津液的盛衰；舌苔重在辨别病邪的性质、邪正的消长及胃气的存亡。此外，还可以观察舌下脉络、口腔黏膜综合判断病情。